全生指迷方

[宋] 王貺 著
王辉 校注

黑龙江科学技术出版社
HEILONGJIANG SCIENCE AND TECHNOLOGY PRESS

图书在版编目（CIP）数据

全生指迷方 /（宋）王贶著；王辉校注. -- 哈尔滨：黑龙江科学技术出版社，2025. 6. -- ISBN 978-7-5719-2839-1

Ⅰ. R289.344

中国国家版本馆 CIP 数据核字第 2025FQ8297 号

全生指迷方
QUANSHENG ZHI MI FANG
[宋] 王 贶 著　王 辉 校注

责任编辑	杨广斌
封面设计	吴 雨
出　　版	黑龙江科学技术出版社
	地址：哈尔滨市南岗区公安街70-2号　邮编：150007
	电话：（0451）53642106　传真：（0451）53642143
	网址：www.lkcbs.cn
发　　行	全国新华书店
印　　刷	三河市宏顺兴印刷有限公司
开　　本	787 mm×1092 mm　1/16
印　　张	10
字　　数	100千字
版　　次	2025年6月第1版
印　　次	2025年6月第1次印刷
书　　号	ISBN 978-7-5719-2839-1
定　　价	59.00元

【版权所有，请勿翻印、转载】

整理说明

自古以来，中医名著如浩瀚银河，繁星无数。《全生指迷方》宛如一颗独特而耀眼的星辰，散发着历久弥新的光芒。

《全生指迷方》又名《济世全生指迷方》，共四卷，由宋代医家王贶所著。王贶，字子亨，以其深厚的医学造诣和丰富的临床经验而著称，他倾尽毕生所学而著成此书，使之成为中医学宝库中的不朽经典。

书中内容涵盖寒证、热证、风食、风湿、疟疾、痹证、劳伤、气病、血证、诸积、诸痛、眩晕、厥证、痰饮、消证、疸病、咳嗽、喘证、呕吐及小便等病证。结合病状和病源，列出对症方剂，并博采古今，引用了大量的古方和其他名医名著，以独特的视角和精准的论述，为后世医者提供了宝贵的临床指导。书中所记载的方剂，历经千年临床实践的检验，至今仍具有重要的应用价值。无论是对于常见疾病的诊治，还是疑难杂症的探索，都能从中汲取灵感与智慧。

然而，《全生指迷方》的原书早已失传，现今流行的版本是在清代编修《四库全书》时从《永乐大典》中辑出的。此次重新整理出版《全生指迷方》，旨在让这部经典医学著作重焕生机，为广大中医爱好者、从业者以及对传统文化感兴趣的读者，打开一扇通往古代医学智慧宝库的大门。希望读者能在阅读过程中领略到中医的博大精深，感受古代医家对生命的尊重与关爱。

在整理本书时，我们选定《钦定四库全书》文渊阁本为底本，以1921年上海博古斋《墨海金壶》本为校本。然而，中医古籍整理工作并非易事。由于中医古籍内容广博无垠，又因年代久远，在漫长的历史流传过程中，许多版本出现了散佚、缺残、衍误等问题，给古籍的研究整理带来了巨大的困难。因为时间和水平的局限，难免在校注过程中出现纰漏，诚恳希望读者能够理解和纠正。

由于古籍编写所处时代背景等原因，难免存在某些不当之说。但为了保持原书的历史风貌和学术价值，此次整理过程中，我们进行了适当的删改，以最大努力保持版本精良，为读者呈现最接近原著的内容。另外，考虑到现代读者的阅读习惯，我们将原繁体字竖排改为简体横排；同时，对原书中的异体字、古字等直接改为规范字，未作注释；对可能影响理解处，依经验加注说明。书中行文有大、小字之别，我们均按照底本如实照录，不做任何改动，以维护原著的完整性。

如今，我们在阅读《全生指迷方》的同时，不仅能从中汲取古人的医学智慧，还能感受到他们对医学事业的执着与追求。希望这本经典之作能在现代社会中发挥更大的作用，为中医的传承与发展贡献力量，让更多人领略到中医的博大精深。

原序

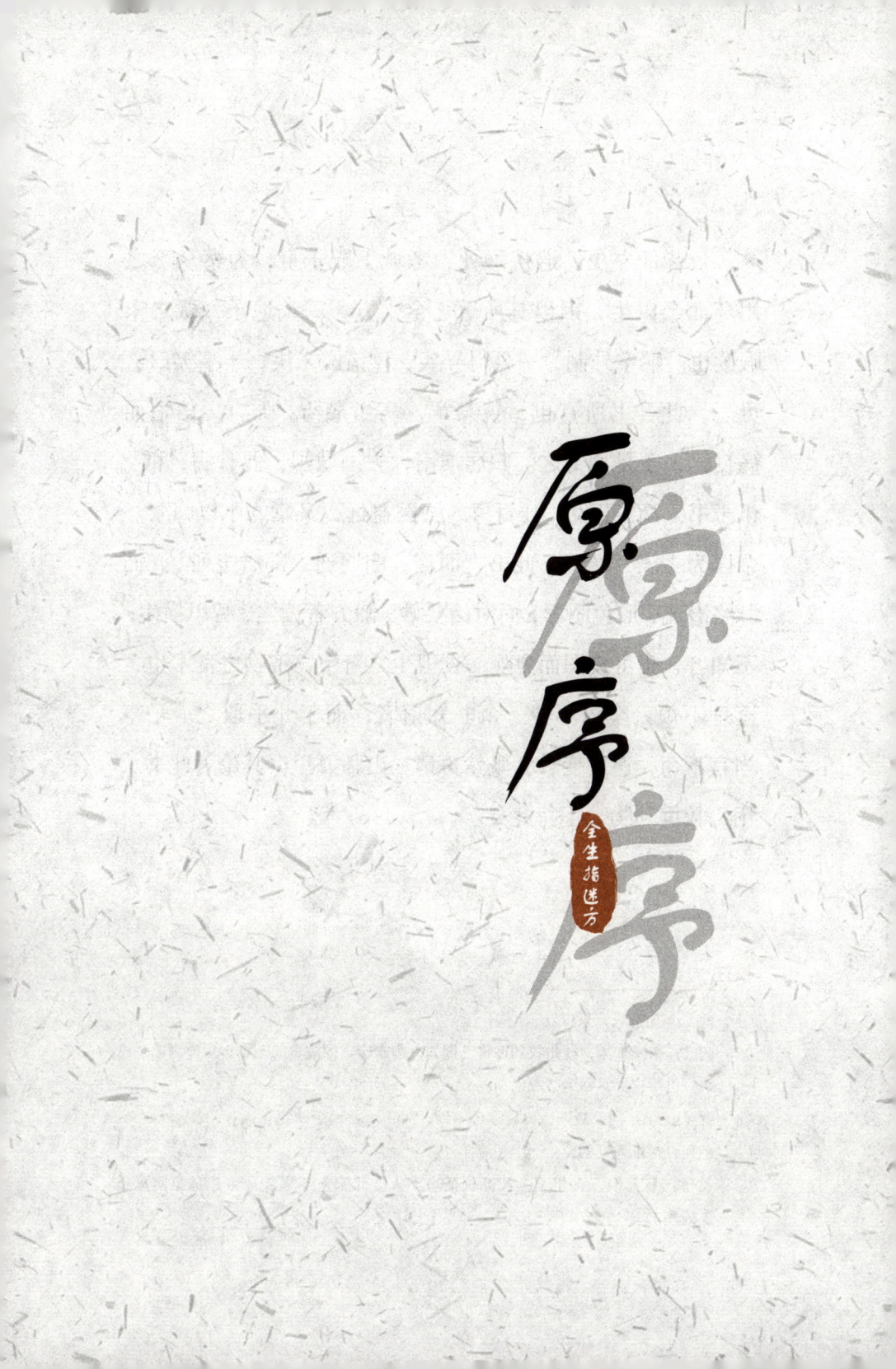

余昔任左史，遇疾濒死，考城王贶子亨，为察众工之用药而余以生，因以其所著《全生方》一编遗予，藏之未暇读也。继掌外制，一日得异疾，谋诸医未决，子亨笑曰：毋恐，此吾书所有也，视某章，病当某药。如方，信宿而病良已，于是始奇之。归居淮南，去王城国，偶有病，秖①讯于书。谪三巴②，迁百粤，去医益远，又橐③本以归余。余以为之表其端曰：此书直而邃，曲而通，部居彪列④，而脉络潜流，形色昭彰，而对治要妙。知方者读之，智思横生；不知者，犹可按图而愈疾。真卫生之奇宝，济物之良术也，至理不烦，至语不费。余非知道者，而于此乎取之。子亨当官不苟，遇世变，尝慨然再请，出疆万里。其论著此书，用心救世利物，不特此矣。

吴敏⑤　序

校注

① 秖（zhǐ）：只，仅仅。
② 三巴：东汉末年，益州牧刘璋将巴郡划分为永宁、固陵、巴三郡，后改为巴、巴东、巴西三郡，称为"三巴"。
③ 橐（tuó）：同"橐"，口袋。
④ 彪列：指排列分明。
⑤ 吴敏：字元中，真州（今江苏仪征市）人。北宋末年宰相。曾患危急重症被王贶所救。

自序

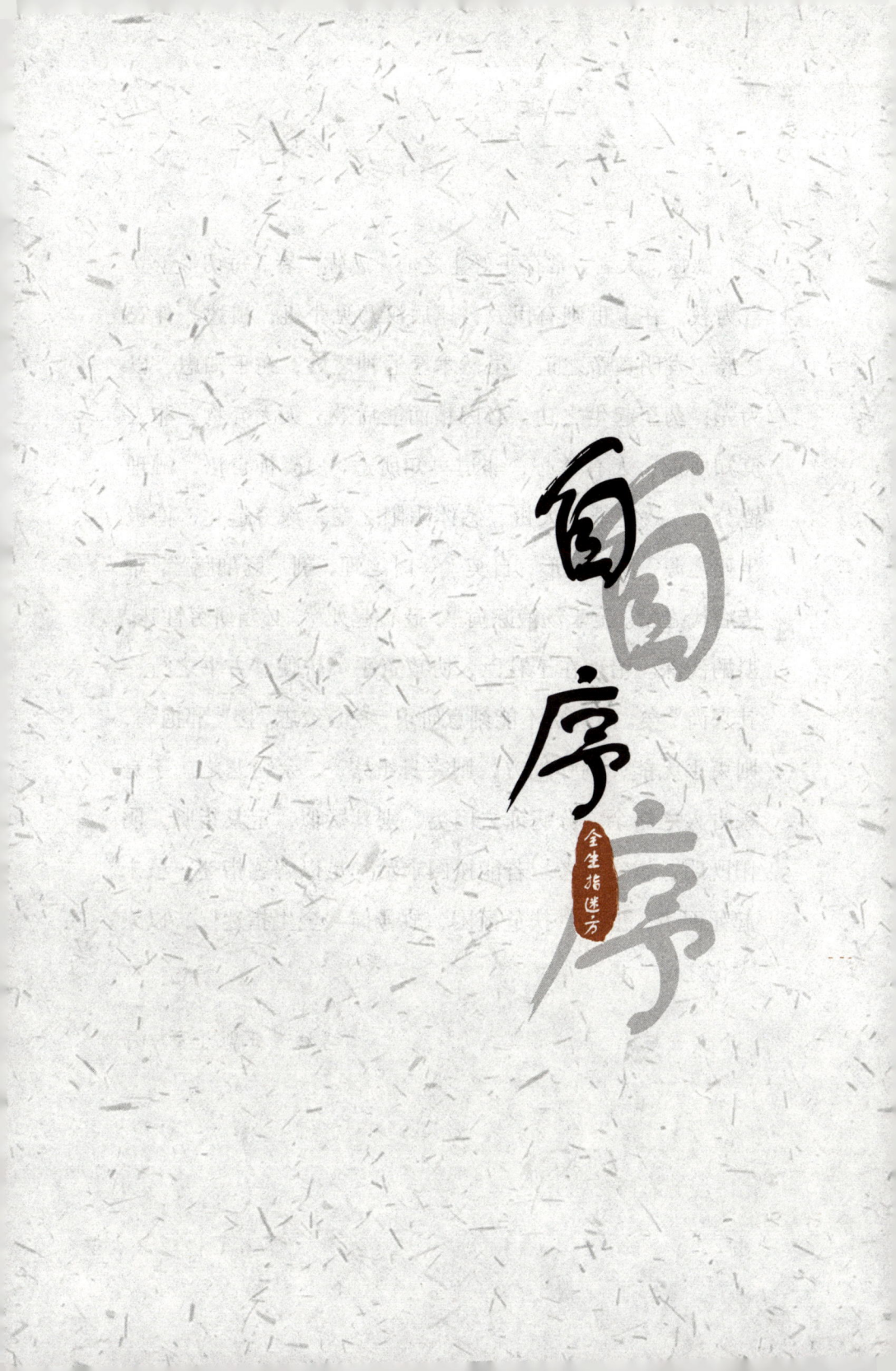

全生指迷方

德弥①大者，常存乎好生之心；志弥广者，每切②于立言为教。在上世则有伊尹，逮后汉乃见张机；祖述③神农之经，发明黄帝之道。虽然术至通神之妙，在乎知虑④以为先；药至起生之功，必因精而能后效。天无弃物，非人莫知所能；人有常心，非道莫知所适⑤。凝神自悟，触理皆分⑥，故能赞益天机，悉体阴阳之变，深穷造化，博极生死之源，候色验形，自契⑦一时之理，刳⑧肠剖臆⑨，难传后代之精。至于汤液除痾⑩，砭石起死⑪，必当研穷性味，斟酌浅深。治理在于君臣，协攻资乎⑫佐使。方书之行，其来尚⑬矣。而人犹不能刻意研求，专心致志，撄⑭邪抱病，则束手无能，制疗处方，则委身纰缪⑮，余窃悲之。于是采古人之绪余，分病证之门类，别其疑似，定其指归，阴阳既明，虚实可考。若能按图求治，足以解惑指迷，虽未起死回生，庶几⑯扶危拯困，故号曰"全生指迷"，以崇大伦之道⑰焉。

考城⑱王贶子亨　序

校注

① 弥：尤。
② 切：贴近。
③ 祖述：遵循、效法。
④ 知虑：智慧与谋略。"知"为"智"的古字。
⑤ 适：往，归向。
⑥ 触理皆分：领悟真相就能明辨事物。
⑦ 契：契合。
⑧ 刳：剖开、挖空；也有清除的意思。
⑨ 臆：同"肊"，胸骨。
⑩ 疴：指疾病。
⑪ 起死：令死去的人复生。
⑫ 资乎：借助于。
⑬ 尚：久远。
⑭ 撄：触犯、接触。
⑮ 纰缪：错误。"缪"同"谬"。
⑯ 庶几：或许。
⑰ 大伦之道：指古代奉献社会的基本伦理道德。此处指济世救人的功劳。
⑱ 城：原文是"成"，"成"通"城"。但博古斋本为"城"。

目录

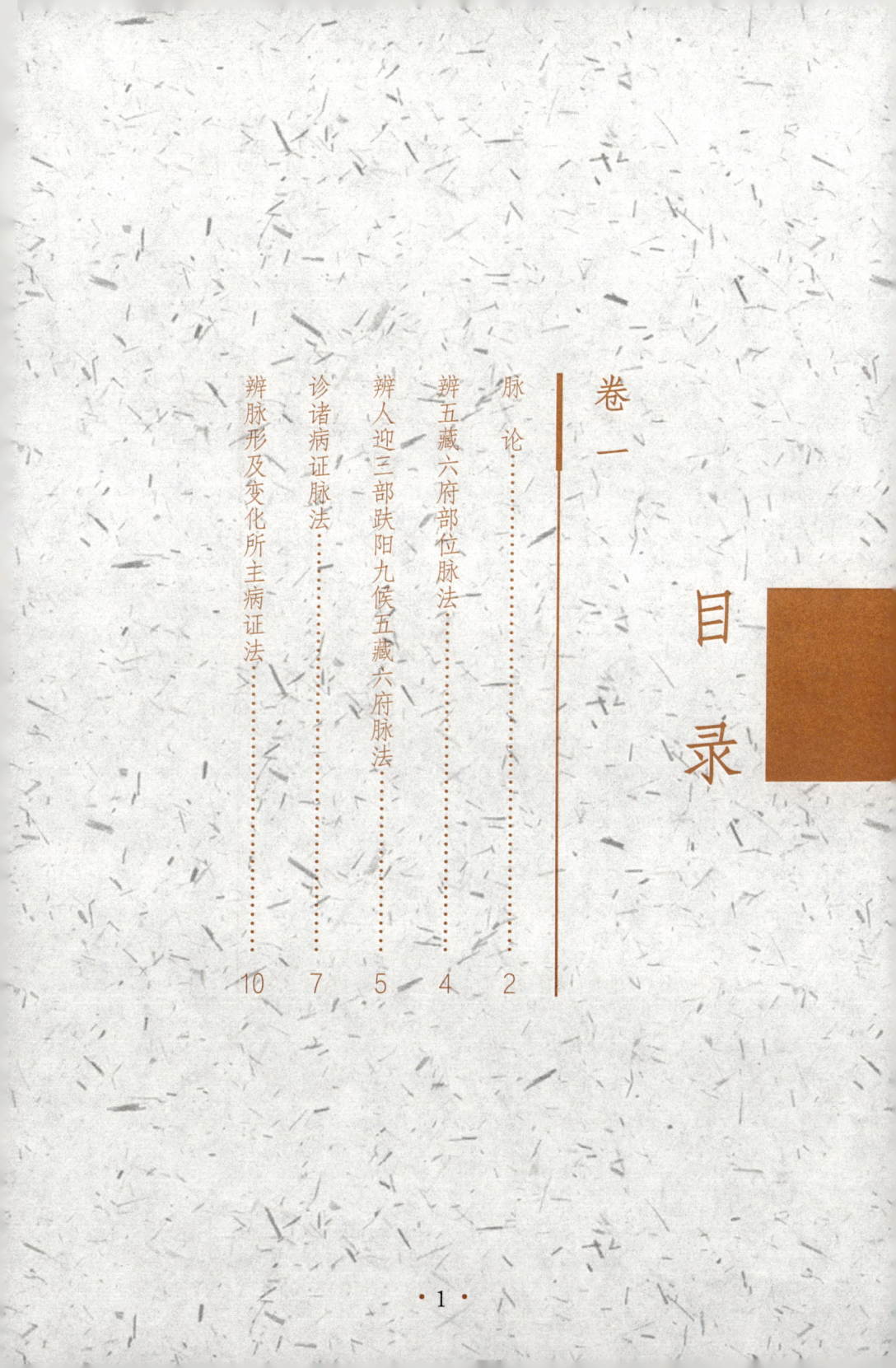

卷一

脉　论 2

辨五藏六府部位脉法 4

辨人迎三部趺阳九候五藏六府脉法 5

诊诸病证脉法 7

辨脉形及变化所主病证法 10

卷二

- 寒证 ……………………………… 22
- 热证 ……………………………… 26
- 风食 ……………………………… 37
- 风湿 ……………………………… 40
- 疟疾 ……………………………… 43
- 痹证 ……………………………… 46
- 劳伤 ……………………………… 51
- 气病 ……………………………… 52
- 血证 ……………………………… 60

目录

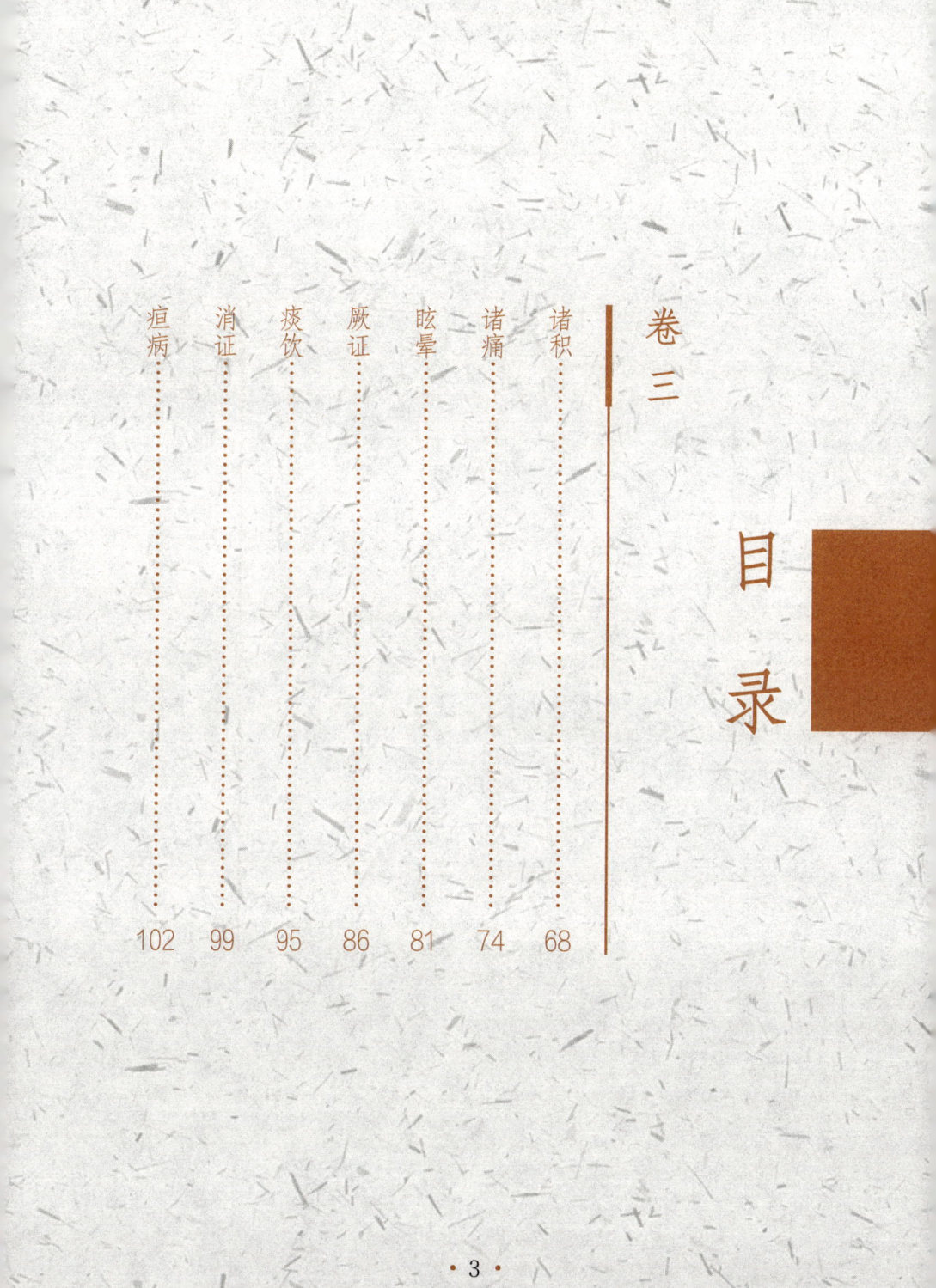

卷三

诸积 ……………… 68
诸痛 ……………… 74
眩晕 ……………… 81
厥证 ……………… 86
痰饮 ……………… 95
消证 ……………… 99
疸病 ……………… 102

目录

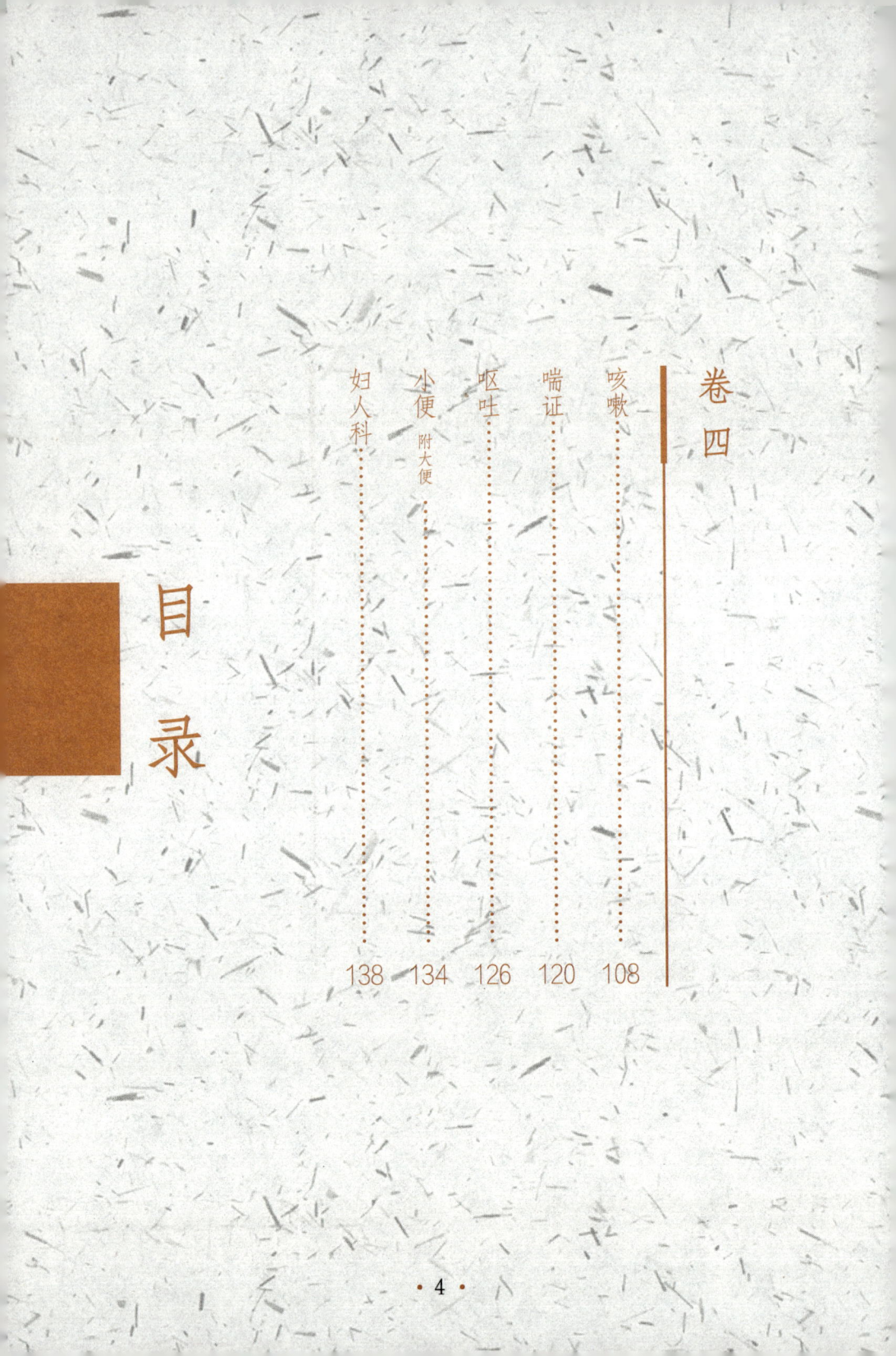

卷四

- 咳嗽 ... 108
- 喘证 ... 120
- 呕吐 ... 126
- 小便 附大便 ... 134
- 妇人科 ... 138

卷一

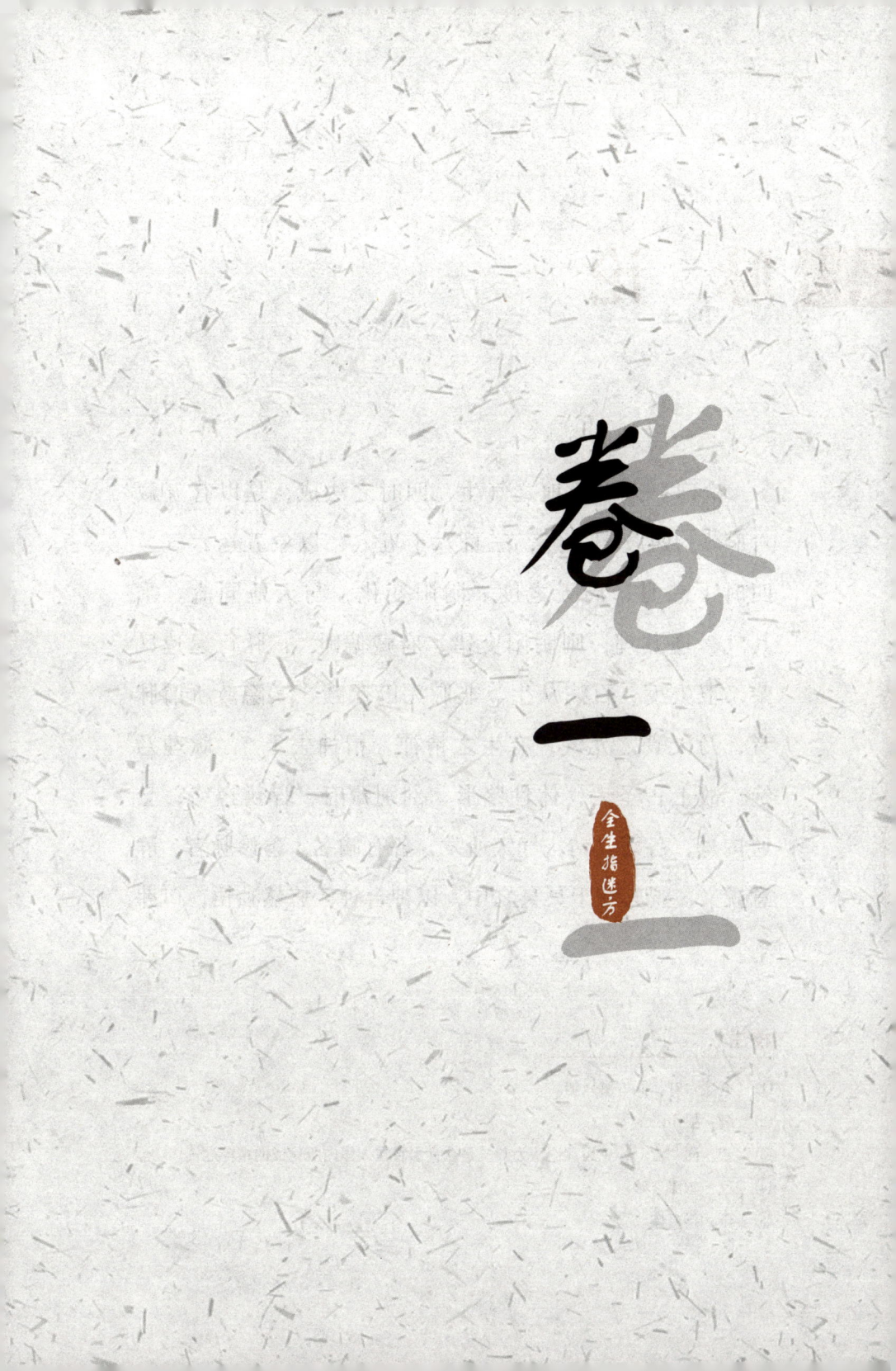

脉 论

  论曰：人以天地之气生，四时之法成，是以有五藏六府①，四肢十二经，三百六十五穴，以象五运六气，四时十二月，周天之度。阴阳变化，与天地同流。乖其气，逆其理，则阴阳交错，府藏偏毗②，脉行迟速，荣③卫失度，百病从生。非脉无以探赜④索隐。所谓脉者，乃天真之元气，有生之精神。精神去干⑤，脉理乃绝。故上古圣人，体性鉴形，剖别藏府，详辨经络，会通内外，各著其情，气穴所发，各有腧名。善诊脉者，静意视义，观其变于冥冥之中，以神合神，悠然独悟，口弗

校注

① 五藏六府：同五脏六腑。
② 毗：损伤。
③ 荣：同"营"，中医理论认为营气是饮食水谷在人体内所化成的精粹之气。
④ 赜：幽深玄妙。
⑤ 干：指身体。

能言。先别阴阳，审清浊，而知分部；视喘息，听音声，而知病所生。所谓阴阳者，至者为阳，谓随呼而出也；去者为阴，谓随吸而入也。动者为阳，鼓击躁急也；静者为阴，来去沉沉⑥默默也。数者为阳，谓一呼一吸六至也；迟者为阴，谓往来不满三至也。于三部九候⑦之内，察其脉形，有独异者，谓独大独小，独疾独迟，独不应四时者，乃受病之所也。

校注

⑥ 沉沉：原文为"沈沈"，即"沉沉"。后面统一将"沈"改为"沉"，不另做标注。
⑦ 三部九候：三部九候有两种解释：
1.《素问·三部九候论》中把人体头（上部）、手（中部）、足（下部）的动脉搏动处称为"三部"，而每部又各有天、地、人三候，共"九候"。
2. 寸口脉被分作寸、关、尺三部，三部又各有浮（轻）、中、沉（重）三候，因此共有九候，故称为三部九候。

辨五藏六府部位脉法

左手寸口脉,浮取之属小肠为府,沉取之属心为藏,其经则手太阳、少阴。

左手关上脉,浮取之属胆为府,沉取之属肝为藏,其经则足少阳、厥阴。

左手尺中脉,浮取之属膀胱为府,沉取之属肾为藏,其经则足太阳、少阴。

右手寸口脉,浮取之属大肠为府,沉取之属肺为藏,其经则手太阴、阳明。

右手关上脉,浮取之属胃为府,沉取之属脾为藏,其经则足太阴、阳明。

右手尺中脉,浮取之属三焦为府,沉取之属心胞络,又属右肾,其经则手少阳、厥阴。

辨人迎三部趺阳九候五藏六府脉法

论曰：诊脉之法，其要有三。一曰人迎，在结喉两傍，取之应指而动，此部法天也。二曰三部，谓寸关尺也，于腕上侧有骨稍高，曰高骨。先以中指按骨，谓之关，前指为寸部，后指为尺部。尺寸以分阴阳，阳降阴升，通度由关以出入，故谓之关，此部法人。三曰趺阳，在足面系鞋之所，按之应指而动者是也，此部法地。三者皆气之出入要会，所以能决吉凶生死。凡三处大、小、迟、速相应齐等，则为无病之人。故曰：人迎、趺阳三部不参，动数发息①，不满五十②，未知生死，以三者为决死生之要也。故人迎一盛病在太阳，谓阳极也。四盛以上为隔阳，谓无阴以收也。寸口一盛病在少阴，二盛病在太阴，三盛病在厥阴，厥有尽也；四盛以上为关阴，谓无阳以系也。

校注

① 息：一呼一吸为一息。
② 五十：指脉搏数。

隔阳者，气上而不能下，则吐逆；关阴则闭塞，大小便不通，皆死不治。九候者，谓三部之位，一位有三候。浮取之属阳，沉取之属阴，中得之为胃气，故无胃气则死。五藏之脉，轻手于皮肤得之者，肺也；至肌得之者，心也；至肉得之者，脾也；至筋得之者，肝也；至骨得之者，肾也。五者轻重皆应，是谓五藏之气全也。又有推而外之在经络，推而内之在血脉。凡诊平人③之脉，当以平旦，阴气未动，阳气未散，饮食未进，脉络调和，可以见有余不足之脉。一呼行三寸，一吸行三寸，呼吸行六寸而脉四至，呼吸之间又一至，此盛脉得天全者也。若过十息，脉应五十动，又须与气相应。往来缓急得中，润泽如慢水流行源源者，此寿脉无疾也。若不满五十动一止，此一藏之气绝，四岁死；三十动一止，三岁死；二十动以下一止，期以岁月死。若与形气不相应，往来短促枯燥无首尾，此不寿之脉而多病。凡诊病脉，则不以昼夜，审脉所以察其由，则寒热虚实见④矣。凡脉病人不病者死；人病脉不病者生。

校注

③ 平人：平常人、普通人。
④ 见：同"现"，显现。

诊诸病证脉法

论曰：脉变于内，病形于外，相参以察其理。气热脉满，是谓重实。脉实以坚，谓之益甚。上下相失，不可数者死，谓至数也。脉口热而尺反缓，皮肤外证也，滑则从，涩则逆。

寸口肤热而尺肤寒，是经气有余，络气不足也。尺肤热脉满，寸口肤寒脉涩，是经气不足，络气有余也。脉寸虚尺虚，是谓重虚，重虚者死。寸虚者，病情无常，神不守也。尺虚者，行走恇然①，脉滑则生，涩则死。脉急大坚，尺涩而不应，谓之形满，手足温则生，寒则死。乳子中风热，喘鸣肩息，脉缓则生，急则死。下痢白沫，脉沉则生，浮则死。下痢脓血，脉悬绝则死，滑则生。浮涩之脉，身有热者死。癫疾之脉，博大而滑，久久自已，脉小坚急，死不治。人病口甘而渴，此数食甘美而多肥，

校注

① 恇然：惊慌害怕的样子。

五气之溢也,谓之脾瘅②。病人口苦,此因数谋虑不决,胆虚气上溢,是谓胆瘅③。凡消瘅④之脉实大,病久可治。病人身热如炭,颈膺如格,人迎躁盛,喘息气逆,太阴脉微细如发者,死不治,谓气口与人迎不相应也。心脉满大,痫瘛⑤筋挛。肝脉小急,痫瘛⑥筋挛。肝脉骛⑦暴,有所惊骇。无故而瘖⑧,脉不至,不治自已,谓气暴厥也,气复则已。肾脉小急,肝脉小急,皆为瘕⑨。肝脉并沉为石水,并浮为风水,并虚为死,并小弦为惊。肾脉大急沉,肝脉大急沉,皆为疝⑩。肺沉搏⑪为肺疝。太阳急为瘕,膀胱气也。太阴急为脾疝。少阴急为痫厥,心病也。少

校注

② 脾瘅:一种消化系统疾病,往往容易发展为消渴病,即糖尿病。
③ 胆瘅:一种胆道疾病,通常指胆石症。
④ 消瘅:指消渴病。
⑤ 痫瘛:癫痫抽搐的病症。
⑥ 痫瘛:癫痫发作时筋脉抽搐的病症。
⑦ 骛:乱驰,交驰。
⑧ 瘖:同"喑",嗓子哑、失声。
⑨ 瘕:现代中医学中指腹内结块的病症。
⑩ 疝:通常指内脏器凸出腹腔或进入潜在的腹内间隙。
⑪ 搏:原文为"抟",博古斋本为"搏"。按义应为"搏",后同改。

阳急为惊,胆病也。脾脉沉鼓为肠澼[12],由饱食而筋脉横解,肠澼为痔。胃脉沉鼓涩,胃外鼓大。心脉小急,皆为偏枯。年不满二十者,三岁死。脉至而搏,血衄[13]身热者死。心肝脉小沉涩,为肠澼。心脉至如喘,名曰暴厥,不知与人言。脉至如数,使人暴惊,三四日自已。肺脉有余,病皮痹,闭不通而生瘾疹;不足,病肺痹,寒湿。脾脉有余,病肉痹,寒中,阴隔塞也;不足,病脾痹。肝脉有余,病筋痹,胁满不利;不足,病肝痹。肾脉有余,病骨痹,身重;不足,病肾痹。凡阴病见阳脉者生,谓病人四肢厥,恶寒多汗,脉得洪大数实也。阳病见阴脉者死,谓病人身热狂躁谵言,欲饮水,脉得沉细微迟也。

校注

[12] 肠澼:通常指痢疾等肠道感染性疾病。澼,又称澼气,指澼块生于两胁,时而疼痛的病症。
[13] 血衄:指五官或肌肤等出血的病症。

辨脉形及变化所主病证法

浮脉之状，在皮肤轻手得之，重按则似有若无。王^①于秋，主肺，主风，主虚乏短气。秋得之为顺，春得之为贼邪，冬得之为虚邪，夏得之为实邪，又为微邪，其病不治自愈。纯浮为感风，浮弦为虚劳，浮紧为风寒，浮芤为衄血，浮滑为风痰，浮洪为风气壅滞，浮微为气不足，浮缓为风虚，四肢不随，浮涩为伤肺咯血、嗽血，浮迟为伤惫，浮弱为虚损，浮濡为气血俱不足。又看见于何部位，以脏腑经络推之，余皆仿此消息^②。

校注

① 王：通"旺"。
② 消息：体察、斟酌病情。

沉脉之状，取于肌肉之下得之。主藏病，沉滞伏匿。在寸为心肺郁伏，悲忧不乐。在关为肝脾不利，中满善噫䐜胀③。湿胜则肿满溏泄、食不化、支膈④、胠胁满、善恐。在尺则为石水，腹肿硬，以指弹之壳壳然有声，小便涩。沉紧为肠间积寒痛，沉涩结为五气积聚成形，沉数或疾为骨蒸，沉滑为肾消⑤、骨枯、善渴、小便数。纯沉为肿重、足膝不利、不得履地，得之于阴湿之气。沉而微，五藏气衰，骨痿不能起。

迟脉之状，往来极迟，一息三至。为阴盛阳虚之候，若手足厥不回者死。五藏气短，不能朝于气口，肺肾俱衰也。*《太素脉诀》作肺肾俱绝。* 陈无择《三因方》云：迟者应动极缓，与人迎相应，则湿寒凝滞，与气口相应，则虚冷沉积，为寒为痛。迟而涩为癥瘕咽酸。

校注

③ 善噫䐜胀：指打嗝腹胀。善噫，原为叹息、叹气，这里指打嗝、嗳气；䐜胀，这里指腹胀。

④ 支膈：中医学病证名。患者自觉好似被一股气阻塞住的不适症状，通常感觉发于胸膈下。

⑤ 肾消：三消之一，又称下消、消肾、肾消、消浊等。

数脉之状，往来急数，一息六至，为阳盛阴微之候。寸脉见之为热，为躁，为烦。左关为目赤、头痛、烦满；右关为口臭、胃烦、呕逆。尺中见为小便黄赤，大便闭涩。与人迎相应为热，与气口相应或为疮⑥。

洪脉之状，大而隐指⑦。若大而散漫，是谓气衰。大而浮，风客于卫，咳出青黄脓如弹丸大，若不出则伤肺。下利⑧得脉大，利益甚。霍乱得之吉。又其脉主夏，属心。

虚脉之状，浮大无力，迟而且柔，又如蜘蛛丝。此阳气衰少，阴气独居，为多汗亡阳，形气萧索，其人不寿。

散脉之状，浮而无力，至数不齐，涣漫不收，更甚于虚，或来多去少，按之如无，此气血俱虚，根本脱离之候。左寸软散，为阳虚不敛。右寸见之，为气耗汗出。肝脉软散，色泽者，当病溢饮⑨。脾脉得之，色不泽，当病足胻⑩肿。

校注

⑥ 疮：指肌肤创伤、感染、溃烂等病的总称。
⑦ 隐指：据上下文含义，此处应为"应指"。
⑧ 下利：即泄泻，大便不成形。
⑨ 溢饮：一种下肢或全身浮肿的病证，同时觉乏力、畏冷。
⑩ 足胻：脚胫、小腿。

尺脉见散，为精气衰耗。又产妇得之生，孕妇得之死。

芤脉⑪之状，如浮而大，于指面之下，其形中断，又如流水不相续，或如泻漆之形，断而倒收，又似弦而软。*《太素脉诀》云：芤脉之状，中空弦散。*主吐血、呕血、衄血、男子失精、妇人胞漏、半产、血崩。又曰，其状弦大，弦则为减，大则为芤，弦芤相搏，此名为革，金刑木而伤肝也。芤而滑，呕吐，甚则亡血；芤而数，阳陷阴中，血妄行；芤而紧，风冷入血，下血如豚肝，脐腹痛，死不治；芤而弦，因失血致劳伤；芤而微或散，久成血枯。

濡脉之状，极软弱，如以指按水中绵，如有如无。*《太素脉诀》云：诸部脉形，按之极小。*为阴阳俱不足，湿冷雾露之气所伤。为病，头重如以湿热之物裹首；大筋软短，小筋弛长，为痿弱骨不能立；又为亡津液，精神不收；*《十便良方》云：精神干急或偏枯，血脉痹，得之风冷湿气也。余同前。*又为胫痠⑫枯细，手足常厥冷，肉理不密。

校注

⑪ 芤脉：中医脉象名词，此种脉象按上去中间空，两边实，类似按在葱上，因此得名。芤，即葱。
⑫ 痠：同"酸"，酸痛的意思。

微脉之状，极微，或似有似无。气血不足，为虚惫，亡血，亡汗，小便数或白浊；若微数为阴虚，客阳内热，谷气少也；若在尺部，肾脂枯，髓不满骨；若在左关，则肝虚血不足，目视𥄎𥄎[13]，筋缓弱；若在右关则虚滑泄注，谷不化，肠鸣及浆粥不入胃；若在右寸，则为肺损背寒，口中如含霜雪，咳嗽肌疏，不可以风，短气；若在左寸，为心虚恍惚，忧思不乐，多恐，如人将捕之；若六部俱微，则阳不及四肢，足胫冷，手足厥，常欲汤火暖之。陈无择《三因方》云：微者，极细而软，似有若无。与人迎相应，则风暑自汗。与气口相应，则微阳脱泄。入里，病脉微，为虚，为弱，为衄，为呕，为泄，为亡汗，为拘急。微弱为少气，为中寒。

革脉之状，浑浑革至如涌泉，谓出而不返也。为阴气隔阳，又为溢脉。盖自尺而出，上于鱼际，亦谓之离经，无根本也。又覆脉之状，自寸口下退，过而入尺，皆必死之脉也。

校注

[13] 𥄎𥄎：即"眊眊"，目不明貌。

伏脉之状，重于沉，指下寻之方得，盖时见时隐也。《太素脉诀》云：伏脉之状，其形沉伏，隐隐其位。此阴阳之气相伏也，或阴中伏阳，阳中伏阴。脉疾为伏阳内热，身虽寒而不欲盖衣。脉迟小，有来无去，此伏阴在内，阳气不得入也，其人身虽热，而但欲覆被向火。脉实者，有伏气在内，涩者有动气，在左则左病，在右则右病，在脐则居脐上下，居脐上为逆，居脐下为从。

牢脉之状，如弦而实，寻之则散。《太素脉诀》云：指下寻之不动。为五劳六极七伤之病。若加数疾，则发热；加短迟，则发寒。疾迟不常为寒热，肢体迫急，情思不乐。

实脉之状，举按有力，重按隐指幅幅然⑭。气不利，亦主伏阳在内，蒸热劳倦，胃气壅塞，为内痈。实数为三焦闭热，大便秘实。滑为癖饮癥瘕留聚之病。实大为气盛闭塞。《太素脉诀》实大作实洪。实沉为藏府气不通，带短。《太素脉诀》云：实而短。为宿谷不化。

校注

⑭ 幅幅然：坚实的样子。

弱脉之状，小而无力。为精不足，短气，表里俱衰，为暴下[15]。阴并于阳，汗出不止者死。又为脚弱筋缓，足不能履地，恶寒，不可出风。

细脉之状，细细如线。《太素脉诀》云：其形细微。阴气胜阳也。又为手足寒，气少，惨惨不舒畅。又血不荣于四肢，谓寒则涩而不流行也。《太素脉诀》云：又主冷泄痢[16]。

缓脉之状，不迟不疾，一息四至，往来得中，实得土气。《太素脉诀》云：缓脉之状，如柳叶也。缓甚，为病四肢不收，受湿而痹。缓而沉，脾气滞，志意不舒展，气痞多噫；缓而涩，肌肉不仁，津液不流行，荣卫失度，因以致风；缓而微，为消气；缓而滑，为热中多食；缓而短，谷不化，为溏泄；缓而浮，为风弹曳。陈无择《三因方》云：缓者，浮大而软，去来微迟。与人迎相应，则风热入藏；与气口相应，则怒急伤筋。缓而在下，为风，为寒，为弱，为痹，为疼，为不仁，为气不足，为眩晕；缓而滑，为热中。缓而迟，虚寒相搏，食冷则咽痛。

校注

⑮ 暴下：急性腹泻。
⑯ 泄痢：原文为"洩痢"，腹泻的意思。

涩脉之状，往来极涩，如水不能流，或聚于指下，或绵绵如泻漆，断而倒收，又似止非止。《太素脉诀》云：涩脉之状，如刀口到指，不离其所。主男子亡血失精，妇人胎妊不成，月候凝涩，或崩伤不止，五带，败血在腹，或血癥成形，筋急寒痹。浮涩为肺病，咯血咳嗽，虚劳。涩中时弦，为金木相克[17]，胁下痛，不得卧者死。在左寸，为心痹寒栗，病积溲血；在左尺，为病小腹积气；在右关，则病心腹时满；在左关，则病筋急积寒。

结脉之状，大小不定，往来不拘，数至时一止。主气不流行，腹中癥癖，气块成形。或因大病后亡津液，亡血，或惊恐神散而精不收，或梦漏亡精，又多虑而心气耗也。若无是因，则其人寿不过一二年。

代脉之状，其来如断绝，而相待其息以至时，搏而动。主血气亏损，或惊忧积甚，形气不相得也。

校注

[17] 克：原文为"尅"，制约的意思。

滑脉之状，指下如水之流，或如转珠而滞碍。《太素脉诀》云：不缓、不洪、不实，如珠之形。主呕吐，主饮。滑而弦细者，为支饮，咳逆倚息，面浮肿；滑而紧，停寒积饮吞酸，肠间漉漉有声；滑而弦，留饮在胃，头痛而眩；滑而数，为中暍[18]，甚则为痓，手足瘛疭搐搦也；滑而缓，热中，消谷引食；滑而细沉为消渴，带微为消中，不渴，小便数；滑实，为气盛上热；滑大而数，为心气热越，多汗；滑而微小，为无力盗汗。在尺滑，为狐风疝；在右手寸口，为肺风疝；在右关，则为脾风疝；在左关，则为肝风疝。

紧脉之状，如按绳缴指，三部通度，与弦相似而有力，举按皆有余，主中寒腹痛切急。在寸口，则中寒口噤，头痛恶寒，欲得覆被火炙；在关上，则胃冷吞酸，中脘脐腹痛，下利筋寒，或转筋霍乱，咳呕胆汁，紧数为冷热痢，下脓血，或身热，饮食如故，有痛处则结痈疽；在尺，为寒疝痛。

校注

[18] 中暍：即中暑。

促脉之状，自尺上寸口促急，有来无去。《太素脉诀》作有来时止复来。此荣卫无度数，阴气促阳也。又肾气离经，升而不降，又为无阴而阳无以系也。若时气促数，上出寸口，此阳并于血，病赤斑，十死一生。若脉见断绝，为黑斑，独阳攻藏，气绝，死不治。

动脉之状，鼓动而暴于指下不常。气血相乘[19]，搏击而动也。或鼓于阳，则一阳为钩，如夏脉之盛。或鼓于阴，一阴为毛，如秋气之急切劲烈。鼓阳胜而急曰弦，阴缓而阳急也；鼓阳至而绝曰石，阳辟而阴孤也；阴阳相过曰溜，气相鼓作而动也。

弦脉之状，如张弓弩弦，应指有力，重按则软弱。《太素脉诀》云：状如琴弦。主春气，主肝藏，主虚，主痰，主疟，主劳。弦而微，气不足，筋缓不荣。弦急似数非数，绵绵之状，劳伤气促急，四肢煎厥，无首尾而促疾，虚劳不足。弦弱而疾，夜多盗汗。弦短而大，荣卫劳伤，内急外缓。兼数则热，目视瞇瞇，血不足也。兼迟则寒，

校注

[19] 相乘：中医有"五行相乘"的概念，即因为一行过度或不能克制另一行，而造成其失去协调和正常约束的异常现象。在病理上，相乘属于相互传变。

筋脉急挛。弦涩因失血，女子则月闭血瘕。弦紧为虚寒里急，寒疝少腹痛，面青下利。弦迟而涩，出入无首尾，为寒闭血少，筋干急。《太素脉诀》作弦而急。或偏枯血脉痹，得之风冷湿也。《十便良方》云：沉而微，五藏气衰，骨痿不能起。

　　短脉之状，往来极短，不待息尽而回，或无首尾，但见于指面，亦不待气来而至。其人短气息，或不能长息，又为大下脱气，又主久病。

　　长脉之状，往来指下，息随而尽，其有余，如操带物之长。《太素脉诀》云：长脉之状，往来至长。禀赋气强，胜血而气拥，其人寿。若加大而数，为病阳盛内热，当利三焦。

卷二

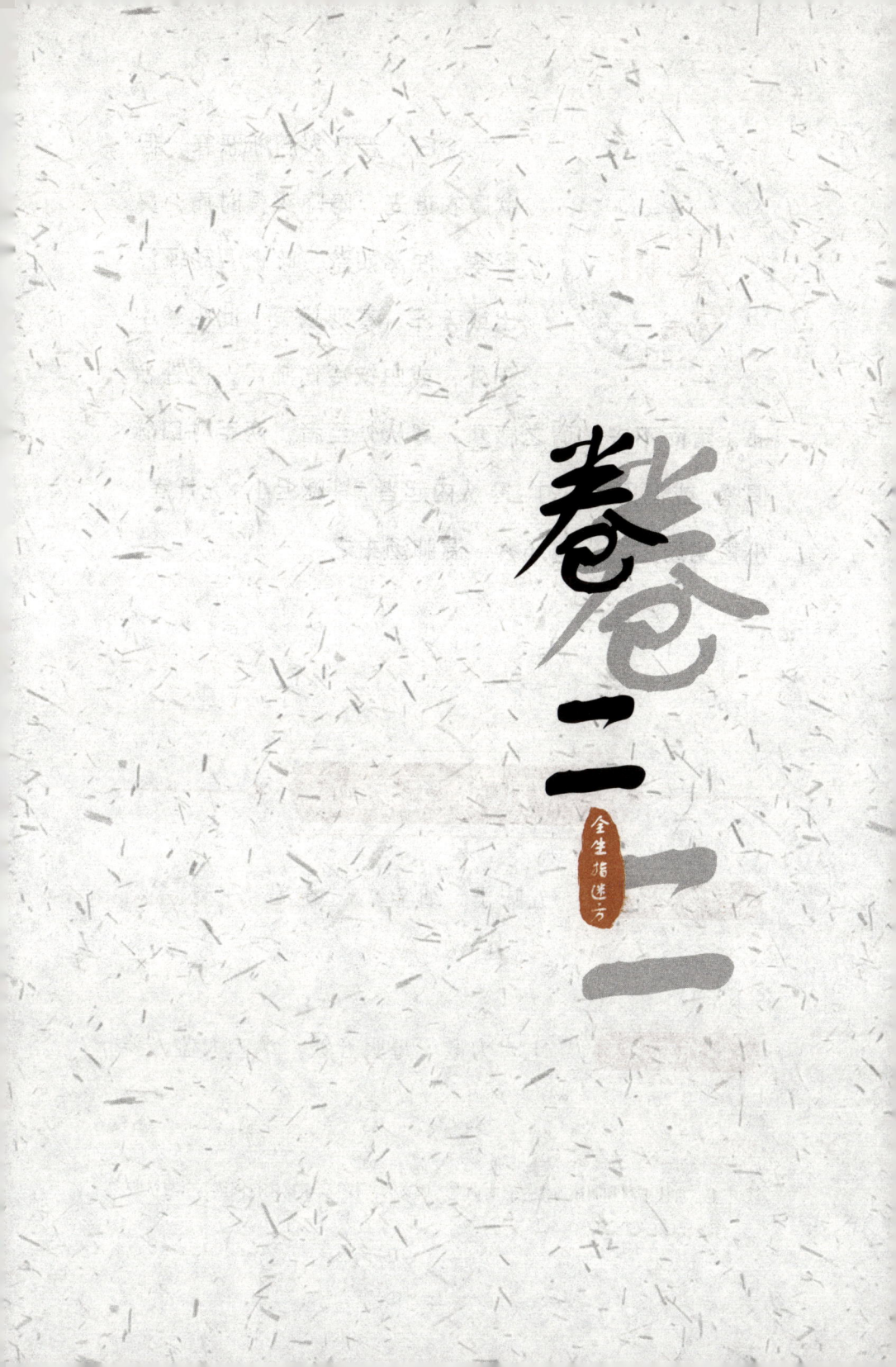

养生指迷方

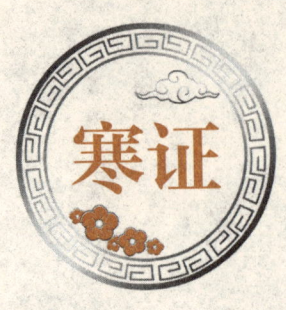

寒证

论曰：若其人洒淅恶寒，但欲厚衣近光，隐隐头重时痛，鼻窒塞，浊涕如脓，咳嗽，动辄汗出或无汗，甚则战栗，此由寒中于外，或由饮冷伤肺胃，内外合邪，留而不去，谓之感寒。寒从外至者，两手寸口脉俱紧，或但见于右寸。寒从内起者，其脉迟小。无汗者，小青龙汤主之。有汗者，温肺汤主之。

小青龙汤

药物组成　五味子　细辛_{去苗}　干姜　半夏_{汤洗七遍}　甘草_{炙，各一两}

制作方法　上①为散。每服五钱，水二大盏，姜

校注

① 上：古代书写和阅读习惯是自右向左，原文为"右"，根据现今阅读、书写习惯，统一改为"上"。

三片，枣一个，擘②破，同煎至八分，去滓温服。

温肺汤

药物组成 方缺

若阴寒积冷，心腹大痛，呕逆恶心，手足厥冷，心胸不快，腰背疼痛，良姜汤主之。

良姜汤

药物组成 高良姜一两，剉碎，炒　官桂一两，去皮　当归去芦，一两，剉炒　干姜一块，炮　人参一两，

校注

② 擘：有剖开、分开的意思，另指拇指。这里指掰开。

去芦　吴茱萸七钱半，炒　白茯苓一两　附子半两，炮

制作方法　上为散。每服二大钱，水一盏半，入生姜五片，煎至七分，去滓，空心服。

<u>若但寒头重，动眩晕，肌肉痛，牵急不得转侧，絷絷汗出③，恶寒，小便难，大便反快，短气，足寒，或时咽痛，微热，此由寒湿客搏经脉，不得发泄，其脉迟缓而小弦，附子汤主之，除湿汤亦主之。</u>

附子汤

药物组成　附子一个，炮，去皮脐　白术二两，炒　茯苓　白芍各三两　人参二两

校注

③　絷（zhí）絷汗出：形容微微汗出之状。

制作方法 上为散。每服二大钱,水一盏半,入生姜三片,煎至七分,去滓,空心服。

除湿汤

药物组成 方缺

热证

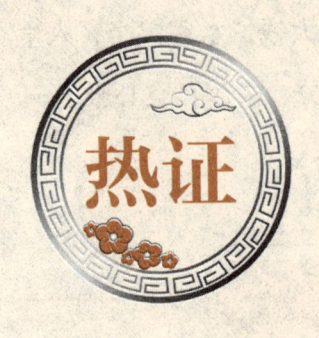

论曰：阴不足则阳偏，阳偏则发热。若热从背起，自手足渐渐周身，口舌干燥，欲饮水而不能，此由阴气亏少，少水不能制盛火。诸阳起于四末，循行于背，阴不能敛阳，阳气独行，所以发热，或昼发而夜宁，或夜发而至旦即消。其脉虚疾而小，芍药黄芪①汤主之。

芍药黄芪汤

药物组成　芍药 三钱　黄芪　甘草 炙　青蒿 阴干，各一两

制作方法　上为散。每服五钱②，水二大盏，煎至一盏，去滓，食后温服。

校注

① 芪：原为"耆"，黄耆即黄芪。为便于阅读，统一更改为"芪"。
② 五钱：原为"五分"，博古斋本为"五钱"。

若热从腹起,上循胸腋,绕颈额,初微而渐至大热,发无时,遇饥则剧,中脘不利,善食而瘦,其色苍黄,肌肉不泽,口唇干燥,由脾气素弱,会因他病,误服热药,入于脾,脾热则消谷引饮,善消肌肉,其脉濡弱而疾,参橘丸主之。若嗽者,用加减法,及灸脾腧百壮。

参橘丸

药物组成 橘皮_{三两,洗} 麦门冬_{去心} 人参_{去芦,各一两}

制作方法 上为末,炼蜜为丸,如梧桐子大。食前米饮下三十丸。若嗽,加五味子一两。

若热从腹中或从背起,渐渐蒸热,日间剧,夜渐退,或寐而汗出,小便或赤或白而浊,甚则频数尿精,夜梦鬼交,日渐羸瘦,由思虑太过,心气耗弱,阳气流散,精神不藏,阴无所使,治属虚劳,大建中汤主之。

大建中汤

药物组成　芍药六两　黄芪　远志去心　当归洗　泽泻各二两　龙骨　人参　甘草炙，各二两

制作方法　上为散。每服五钱，水二盏，枣二个，擘破，姜五片，同煎至一盏，去滓，食后温服。腹中急，加饧③如枣大。

若自腰以上发热，热及则汗出，出已而凉，移时如故，复加昏昏④，腹中膨脝⑤，其气上攻，时时咳嗽，嗽引胁下牵痛，睡则惊悸，其脉弦急，疾由外寒客搏，内冷相合，寒则气收，而水液聚内化成饮。医以热药攻寒，寒闭于内，热增于上，阳气不下行，故散越于上，发而为热，散而为汗。汗多亡阳，心气内虚，故令惊惕。治属饮家，以旋覆花丸主之。

校注

③ 饧：糖块。
④ 昏：同"昏"，昏迷、神志不清的意思。
⑤ 膨脝：膨大的样子。

旋覆花丸

药物组成　旋覆花　桂心　枳实_{麸炒}　人参_{各五分}　干姜　芍药　白术_{各六分}　茯苓　狼毒　乌头_{炮，去皮}　矾石_{火煅，一伏时，各八分}　甘遂_{三分，炒}　细辛_{去苗}　大黄_{湿纸裹煨}　黄芩　葶苈_炒　厚朴_{去皮，姜汁炙}　吴茱萸_炒　芫花_炒　橘皮_{洗，各四两}

制作方法　上为细末，炼蜜为丸，如梧桐子大。米饮下三丸，未效，加至七丸。小儿黄米大二丸。

若热起骨间，烦疼，手足时冷，早起体凉，日晚即热，背膂⑥牵急，或骨节起凸，足胫酸弱，由阴不足，而阳陷阴中，热留骨髓⑦，髓得热则稀，髓稀则骨中空虚，阴虚水少脂枯，故蒸起，其脉沉细而疾。治属骨蒸⑧，补髓丸主之。

校注

⑥　膂：脊梁骨。
⑦　髓：博古斋本作"髓"。
⑧　骨蒸：患者会感觉热似从骨髓而出，为五蒸之一。

补髓丸

药物组成　生⁹地黄_{晒干，三两}　干漆_{半两，碎，炒令烟尽}

制作方法　上为末，炼蜜为丸，如梧桐子大。饮下三十丸，空心临卧服。

若自胸以上至头发热，口鼻气色时如烟熏，目涩咽燥，唾如凝脂，时咳，毛竦，大便不利，小便赤，由肺不调，邪热熏上焦，其脉疾大，先服桔梗汤。热不退者，五味子汤主之。

桔梗汤

药物组成　桔梗_{一两}　人参　麦门冬_{去心}　甘草_{炙，}

校注

⑨　生：也有其他版本作"干"。

各半两　小麦一合⑩

制作方法　上㕮咀⑪。水三升，煎至一升，去滓，分三服。

五味子汤

《指南方》治发热甚不退。

药物组成　柴胡去苗，洗，四两　半夏汤洗七遍，一两一分　黄芩　五味子　赤茯苓分两原缺

制作方法　上为散。每服五钱，水二盏，姜五片，枣二个，擘破，同煎至一盏，去滓温服。

校注

⑩ 一合：音为"葛"，表示十分之一升。
⑪ 㕮咀：本义是咀嚼。古代把生药捣碎或切碎，使其像咀碎一样，称为㕮咀。

若但热不歇，日晡⑫尤甚，口中勃勃⑬气出，耳无所闻，昼多昏睡，睡即浪言，喜冷，小便赤涩，大便不通，由三阳气盛，蕴于经络，内属藏府，或因他病而致疾，其脉短疾而数，柴胡芒硝汤主之。

柴胡芒硝汤

药物组成 柴胡<small>四两，洗，去苗</small> 黄芩 甘草<small>炙</small> 赤茯苓<small>各一两半</small> 半夏<small>汤洗七遍，一两一分</small>

制作方法 上为散。每服五钱，水二盏，生姜五片，枣二个，擘破，同煎至一盏，去滓，入芒硝一钱，搅和温服，以大便利为度。

若身大热，背微恶寒，心中烦闷，时时欲呕，渴不能饮，头昏重痛，恶见日光，遇凉稍清，起居如故，由

校注

⑫ 晡：申时，即午后三点至五点。
⑬ 勃勃：旺盛的样子。文中指呼吸粗重。

饮食失时，胃中无谷气，热蓄于胃口，中脘热，则三阳不下降而上聚于脑。又胃主阳明经而恶热，其脉虚大而数，久则细小，谓之中暑。初即服好茶一杯立愈，不即治之，留而在胃，别致他病，生姜竹茹汤主之。

生姜竹茹汤

药物组成 竹茹_{鸡子大} 人参_{半两} 葛根_{半两} 生姜_{一钱，切}

制作方法 上为散。水三盏，煎二至盏，去滓，分二服，不拘时服。

若间日发热，发必数欠，头痛拘倦，由肺素有热，气盛于身，厥逆上冲，中气实而不外泄，其气内藏于心，外舍于分肉之间，令人消烁[14]脱肉，其脉弦大而

校注

[14] 消烁：消瘦。烁同"铄"，原意指使金属熔化，此处引申为身体消瘦。

数,谓之瘅疟⑮,柴胡栝蒌汤主之。

柴胡栝蒌汤

药物组成 柴胡去苗,洗,八钱 芍药 人参 甘草炙,各三钱 半夏汤洗七遍,二钱半 栝蒌二钱

制作方法 上㕮咀。水二升,生姜十片,枣二个,擘破,同煎至一升,分三服,去滓服。大热去芍药、栝蒌,用黄芩三钱,即名小柴胡汤。

若身热汗出,烦满,不为汗解,由太阳之经先受风邪,与热相搏,肾气厥则烦满,谓之风厥,泽泻汤主之。

校注

⑮ 瘅疟:中医学病名。指只发高烧而不打寒战的一种疟疾。

泽泻汤

药物组成　泽泻半两　白术　防风各二两　石膏研　赤茯苓各一两

制作方法　上为散。每服五钱,水二盏,煎至一盏,去滓温服。

若四肢发热,逢风如炙如火,由阴不胜阳,阳盛则热,起于四末,少水不能灭盛火,而阳独治于外,以菟丝丸主之。

菟丝子丸

药物组成　菟丝子先于白内杵百下,筛去杂物末　五味子各一两　生干地黄三两,焙

| 制作方法 | 上为末，炼蜜和丸，如梧桐子大。饮下三十粒，食前服。

若发热，耳暴聋，颊肿胁痛，胻不可以运，由少阳之气厥，而热留其经，宜小柴胡汤。若口干溺赤，腹满心痛，由热留于手少阴之经，其气厥也，赤茯苓汤主之。

赤茯苓汤

| 药物组成 | 赤茯苓 四两　甘草 生，一两　木香 半两

| 制作方法 | 上为散。每服五钱，水二盏，煎至一盏，去滓温服。

论曰：若其人翕翕[1]如热，淅淅[2]如寒，无有时度，支[3]节如解，手足酸痛，头目昏晕，此由荣卫虚弱，外为风邪所乘，搏于阳则发热，搏于阴则发寒，久不治成劳气[4]，荆芥散主之。

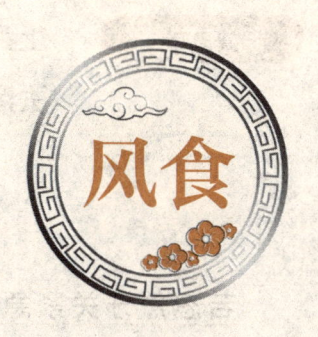

风食

荆芥散

药物组成　荆芥穗　人参　白术　当归切细，焙　黄芪　芍药　桂去皮，各一两　柴胡去苗，二两　甘草炙，半两

校注

① 翕翕：表热不甚，形容发热轻微。
② 淅淅：形容畏寒怕风的样子。
③ 支：同"肢"，指四肢。
④ 劳气：应为"气劳"，即虚劳病里的气虚者。

| 制作方法 | 上为末。每服五钱,水二盏,煎至一盏,去滓温服。

若忽然牙关紧急,手足瘛疭,目直视,此风客血经,谓之风痓,脉紧大者不可治,独活汤主之。

独活汤

| 药物组成 | 独活半两,剉　荆芥穗一两

| 制作方法 | 上以水三盏,煎荆芥汁至一大盏,再入独活煎一半,去滓温服。凡用独活,须紫色有成臼子者。盖羌活极大而老者,是寻常所用。白色者,乃老宿前胡也,慎不可用。

又方

| 制作方法 | 煎荆芥浓汁于盆中,坐病人于上熏蒸,然后淋洗之。

若寒热如疟，不以时度，肠满膨脝，起则头晕，大便不通，或时腹痛，胸膈痞闷⑤，此由宿谷停留不化，结于肠间，气道不舒，阴阳交乱，备急丸主之。

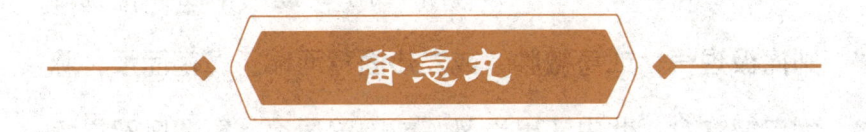

备急丸

药物组成 　大黄湿纸裹煨　巴豆去皮、心及油　干姜去皮，等分

制作方法 　上为细末，炼蜜和丸，如豌豆大。每服一丸，米饮下。羸人⑥服一丸，如绿豆大。以便快利为度。

校注

⑤ 膨脝：膨大的样子。
⑥ 羸人：指瘦弱的人。羸，羸弱。

风湿

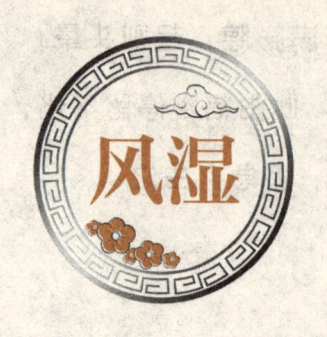

论曰：若身体疼，心烦口燥，欲得水而不能饮，额上微汗，背强，欲得覆被向火，其脉浮虚，或日晡发热，或身重汗出，而脉但浮，或掣[1]痛不得屈伸，近之则痛极短气，或身微肿，或发热面黄而喘，鼻塞而烦，脉大自能饮食，此由汗出当风，或因冒湿冷，复遇风邪之气闭固腠理[2]，病名风湿，麻黄加术汤主之。日晡发热者，薏苡仁汤主之。掣痛不得屈伸者，甘草附子汤主之。鼻窒塞气不通者，瓜蒂散主之。恶风身体重者，防己汤主之。

麻黄加术汤

药物组成 麻黄 去根节，三两　桂心 二两　甘草 炙，一两　白术 四两　杏仁 汤洗，去皮、尖，半两

校注

① 掣：牵引、拽、抽拉等意。
② 腠理：指人体的皮肤与肌肉之间的空隙纹理。

制作方法　上为散。每服五钱,水二盏,煎至一盏,去滓温服。

薏苡仁汤

药物组成　麻黄 去根节,三两　杏仁 去皮、尖,半两　甘草 炙　薏苡仁 各一两

制作方法　上为散。每服五钱,水二盏,煎至一盏,去滓温服。

甘草附子汤

药物组成　甘草 炙,二两　附子 炮,去皮、脐,一两

制作方法　上为散。每服五钱,水二盏,煎至一盏,去滓温服。

瓜蒂散

药物组成 瓜蒂 细辛 藜芦 去苗,各等分

制作方法 上为细末。每用半匙许,内鼻中,以气通为度。

防己汤

药物组成 防己 四两 黄芪 四两 甘草 炙,二两 苍术 去皮,三两

制作方法 上为散。每服五钱,水二盏,姜二片,枣一个,擘破,同煎至一盏,去滓温服。

疟疾

论曰：寒热之病，或寒已而热，或热已而寒，或寒热战栗，头痛如破，身体拘急，数欠①，渴欲饮冷，或卒时而发，或间日而作，至期便发，发已即如常，此谓之疟。疟脉自弦，弦数多热，弦迟多寒。此皆得之于冬中风寒之气，藏于骨髓之中，至春阳气大发，邪气不能自出，因遇大暑，而后与邪气相合而发，常山汤主之。

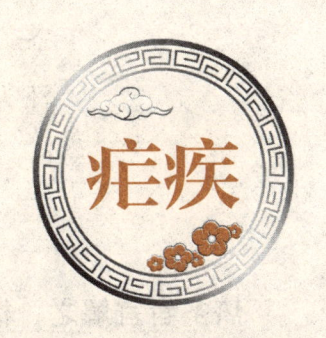

常山汤

药物组成　常山　知母　甘草炙，各三两　麻黄去节，一两

制作方法　上为散。每服五钱，水二盏，煎至一

校注

① 数欠：呵欠。

盏，去滓温服。以糜粥^②一杯，助取汗为度。

热多者宜解之，栝蒌汤主之。

栝蒌汤

药物组成　栝蒌根_{四两}　柴胡_{去苗，八两}　人参　黄芩　甘草_{炙，各三两}

制作方法　上为末。每服二钱，水二盏，生姜三片，枣一个，擘开，煎至一盏，去滓温服。

寒多者宜温之，姜桂汤主之。

校注

② 糜粥：稀粥。糜，意为碎烂，也代指粥。

姜桂汤

药物组成 干姜　牡蛎_{火煅通赤}　甘草_{炙，各二两}　桂_{去皮取心，三两}　柴胡_{去苗，八两}　栝蒌根_{四两}　黄芩_{二两，《活人书》用三两}

制作方法 上为末。每服五钱，水二盏，煎至一盏，去滓温服，不拘时候。

寒热等者宜调之，鳖甲汤主之。

鳖甲汤

药物组成 鳖甲_{汤浸，刮令净，醋炙}　白术　常山　桂_{去皮}　柴胡_{去苗，各一两}　牡蛎_{半两，火煅赤}

制作方法 上为散。每服五钱，水二盏，煎至一盏，去滓温服。

痹证

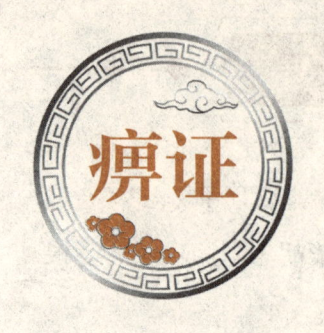

论曰：若始觉肌肉不仁，久而变生他证，病名曰痹。此由风、寒、湿三气客于经络，舍于血脉，搏于荣卫，故令皮肤痹而不仁。有热则肌肉骨节烦疼，有寒则冷。以春得之在筋，夏得之在脉，秋得之在皮，冬得之在骨，四季得之在肌肉。又久而不去，各传其藏，筋痹不已，舍之于肝，夜卧则惊，饮食多，小便数，上为引如怀妊；脉痹不已，舍之于心，其脉不通，烦满，心下鼓，暴上气；肌痹不已，舍之于脾，其状四肢懈惰，发咳，呕汁，上为大塞；皮痹不已，舍之于肺，其状烦满而喘呕；骨痹不已，舍之于肾，其状善胀，尻以代踵①，脊以代头②。上证虽多，必先肌肉不仁。其始，治当以增损小续命汤，证状小不同者，当依本法。病久入深，鲁公酒主之。

校注

① 尻以代踵：坐着走路的姿态。尻，指脊骨末端，即尾骨，代指臀部。指因骨痹而不能站立行走，只能依靠挪动屁股来前行。以上几句均出自《素问·痹论篇》。

② 脊以代头：骨痹证造成的佝偻畸形，即脊椎高过头顶，颈椎下倾，无法抬头的姿态。

增损小续命汤

药物组成 方缺

鲁公酒

药物组成 茵芋　石斛去根　川乌头炮,去皮、脐　天雄炮,去皮、脐　防己　踯躅花各一两　细辛去苗　牛膝去苗　甘草炙　柏子仁　通草　桂去皮,取心　秦艽去苗、土　山茱萸　黄芩　瞿麦　附子炮,去皮、脐　茵陈蒿　杜仲去皮　泽泻　防风　石楠叶　远志去心　王不留行　生干地黄各半两

制作方法 上㕮咀,酒四斗,渍十日。每服一合,常令酒气相续。

若胃干而渴，肌肉不仁，由居处卑③湿，以水为事，肌肉濡渍④，痹而不仁，是谓肉痿⑤罂粟汤主之。

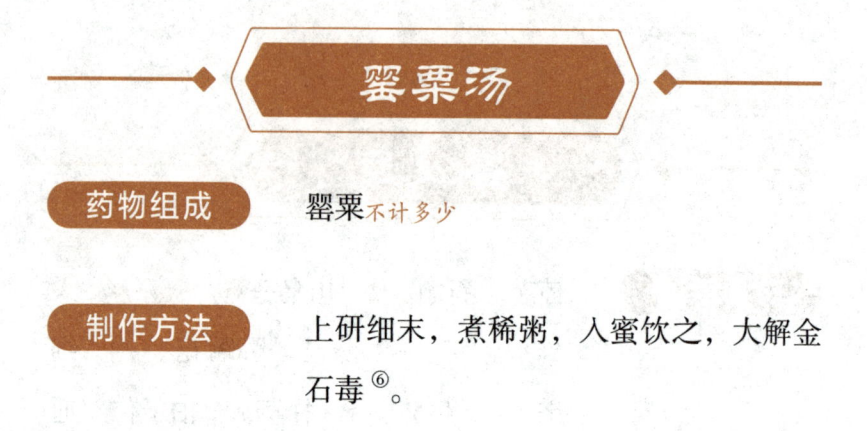

罂粟汤

药物组成 罂粟不计多少

制作方法 上研细末，煮稀粥，入蜜饮之，大解金石毒⑥。

若一边足膝无力，渐渐瘦细，肌肉不泽，上牵胁肋，下连筋急，不能行步，此由大病之后，数亡津液，

校注

③ 卑：位置低下，这里指地势低洼。
④ 肌肉濡渍：因长期接触潮湿环境，而导致肌肉麻木不仁的病症。出自《素问·痿论》。
⑤ 肉痿：痿证之一，以肌肉麻木不仁、萎缩、无力等病象为主。
⑥ 金石毒：即金属中毒，如汞化物、砷化物等。

血少不荣，气弱不运，肝气亏损，无血以养筋，筋不荣则干急而痛，亦不能举，活血丹主之。

活血丹

药物组成　干地黄 二两　当归 洗　芍药　续断　白术 各一两

制作方法　上为细末，酒糊为丸，如梧桐子大。温酒下三十丸，食前服，加至五十丸。如痛甚，足痿不能行，去术，加杜仲一两，乳香、威灵仙、木鳖子仁、草乌头、白芥子各半两。

鹿茸丸

药物组成　鹿茸 去毛，切作片子，酥炙，五两　干地黄 二两　牛膝 二两　菟丝子 拣净，酒浸透，乘润捣烂，焙，二两　草薢 二两　附子 炮，去皮、

脐，半两　**杜仲**去粗皮，捣烂，酒拌，炒干，二两　**干漆**半两，炒烟尽为度

制作方法　上为细末，酒糊为丸，如梧桐子大。饮下三十丸，食前服。

若时觉脚弱，速灸风市、三里二穴各一二百壮。若觉热闷，慎不可灸，大忌酒面房劳。灸风市穴，使病患平立垂两手，合手着腿，中指尖头即是穴。三里穴在足膝盖下三寸外廉[7]，按之陷中是。又法，以指深按之，则足跗[8]阳脉不见为准。

校注

[7]　外廉：外缘。
[8]　足跗：脚面、足背。

劳伤

论曰：古书有五劳、六极、七伤，皆由劳伤过度，或五藏六府互相克贼①，一藏偏损，五行逆伏，以致尽绝，皆谓之虚劳也。

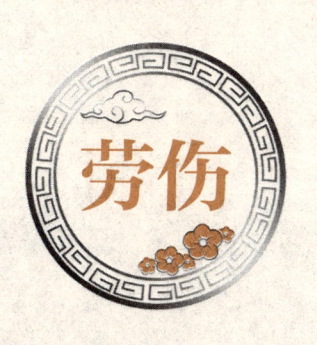

若日顿羸瘦，短气，腰背牵急，膝胫酸痿，小便或赤或白而浊，夜梦纷纭，或梦鬼交，翕翕如热，骨肉烦疼，由房劳过度，或思虑过多，皆伤神耗精之由，得之心肾，其脉细促。大骨枯者不治，微弱者可治，脉大数甚不能食者死，大建中汤主之。

大建中汤

药物组成　见前发热门

校注

① 贼：损伤、伤害。

气病

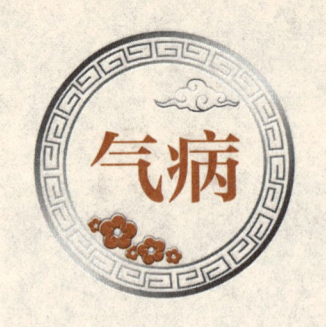

论曰：百病皆生于气，其始必由喜、怒、悲、忧、惊、恐，由是变生，形证不一。若其气起于一边，或左或右，循行上下，或在肌肉之间，如锥刀所刺，其气不得息，令人腹中满，由惊恐恚怒，或冒寒热，留而不去，为郁伏之气，因气流行，随经上下相搏痛，久久令人痞闷，其脉短涩，谓之聚气，七气汤、趁痛散主之。

七气汤

杨仁斋《直指方》云：治七情相干，阴阳升降，气道壅滞，攻冲作疼。

药物组成　京三棱　蓬莪术　青橘皮　陈橘皮　藿香叶（洗）　桔梗　桂（取心）　益智　香

附子去毛，各一两半　甘草炙，三钱。胡氏《经效方》有沈香①半两，无陈橘皮

制作方法　上为散。每服五钱，水二盏，生姜二片，枣二枚，煎至一盏，去滓，食前温服。

趁痛散

《可用方》云：治气搏作痛，肌肉之间如锥刀所刺，胸膈痞闷。

药物组成　蓬莪术炮　桂心各一两　槟榔　附子炮，去皮、脐　细辛去苗，各半两　芫花炒，别为末，一分

制作方法　上除芫花外，共为末。每服三大钱，水一盏，煎至七分，去滓，调芫花末一字②，温服。

校注

① 沈香：即沉香。后统一改为"沉香"，不另注解。
② 字：中医中的计量单位，一般以药末足够遮挡铜钱上的一个字为度，所以称作"一字"。

若心下似硬，按之即无，常觉膨胀，多食则吐，气引前后，噫气不除，由思虑过多，气不以时而行则气结。又曰，思则心有所存，神有所归，正气留而不行，其脉涩滞，谓之结气，参橘丸主之。

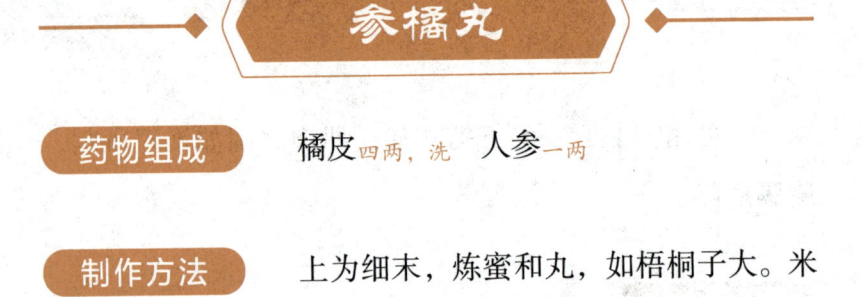

参橘丸

药物组成　　橘皮_{四两，洗}　人参_{一两}

制作方法　　上为细末，炼蜜和丸，如梧桐子大。米饮下三十粒，食前服。

若咽中如核，咽之不下，吐之不出，久不治之，渐妨于食。或由思虑不常，气结不散，或因饮食之间，气道卒[③]阻，因而留滞。因气者，谓之气噎，其脉缓涩。

校注

③ 卒：同"猝"，突然。

因食者,谓之食噎,其脉短涩。气噎,嘉禾散主之。食噎,神曲丸主之。

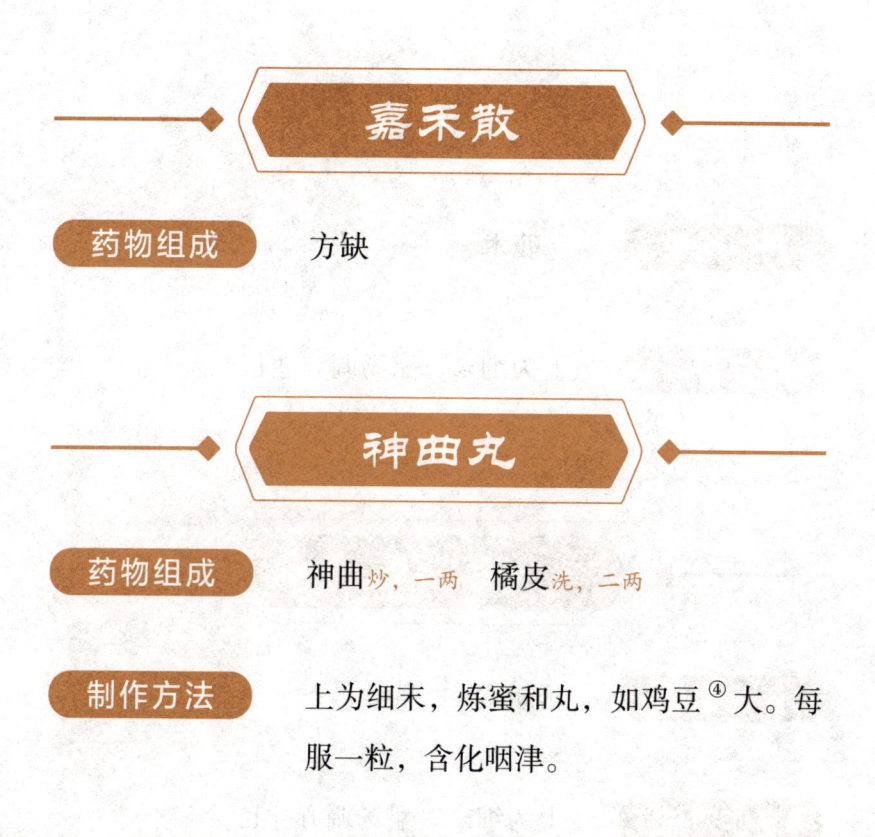

嘉禾散

药物组成 方缺

神曲丸

药物组成 神曲炒,一两　橘皮洗,二两

制作方法 上为细末,炼蜜和丸,如鸡豆④大。每服一粒,含化咽津。

校注

④ 鸡豆:即芡实。

若痛而游走，上下无常处，脉亦聚散，或促或涩，谓之游气，术香散主之。不止者，延胡散主之。

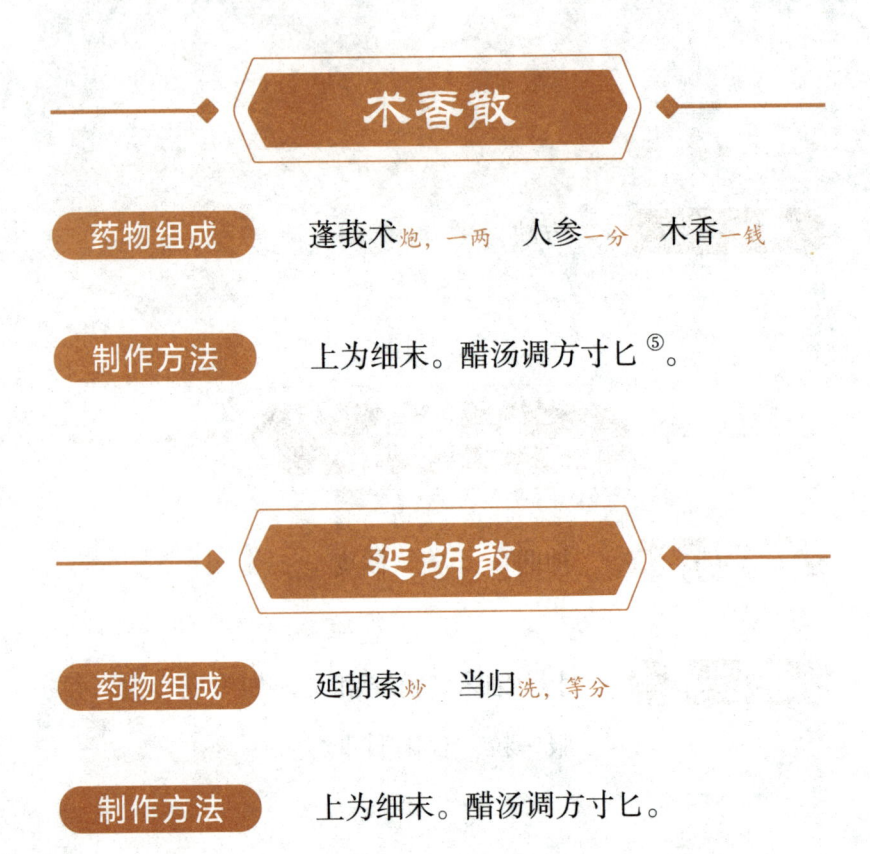

术香散

药物组成 蓬莪术炮,一两　人参一分　木香一钱

制作方法 上为细末。醋汤调方寸匕⑤。

延胡散

药物组成 延胡索炒　当归洗,等分

制作方法 上为细末。醋汤调方寸匕。

校注

⑤ 方寸匕：古代一种器具名，常用于量药，其容量约为2.74毫升。一方寸匕可盛装1克草木药末，2克金石药末。

若自咽嗌以下至脐，左右气各不相通，气上奔急攻，右臂痛如斧槌，肌肉日消，浆粥不下，心中懊闷，由肺经本受寒邪，留于右边，以肺在右，或因以大热药攻寒，寒本在于经而不能散发，于是火气但逼于肺，肺燥则气上迫。但解药毒，然后理肺，先宜炙肝散，后宜理气汤。

炙肝散

药物组成　牡丹皮　柴胡　芍药 各一两　白术 二两

制作方法　上为细末。用猪肝三指许，薄批，掺药末二钱，慢火炙熟，细嚼，米饮下，食前服。

理气汤

药物组成　疑即前七气汤

柏子仁丸

史载之《指南方》多楮实子一两。治臂痛不能屈伸，筋脉挛拘。

药物组成　柏子仁_{炒，研}　干地黄_{各二两}　茯苓　枳实_{麸炒，去瓤}　覆盆子　五味子　附子_{炮，去皮、脐}　石斛_{去苗}　酸枣仁　鹿茸_{去毛，截作片子，酥炙}　桂_{取心}　沉香　黄芪_{各一两}

制作方法　上为细末，炼蜜和丸，如梧桐子大。酒下三十丸，空心服。

若腹胁有块，大小成形，按之不动，推之不移，久久令人寒热如疟，咳嗽，面目浮肿，动辄微喘，日就羸瘦，由暴怒或惊恐，气上而不下，动伤于肝，气结聚成形，始得之在肝，其脉牢大而结，不传可治，沉香煎主之。

沉香煎

药物组成 石斛 五两　椒 去目，炒出汗　附子 炮，去皮、脐　秦艽 去土　柴胡 去苗　鳖甲 煮，刮去筋膜，炙　沉香　木香　槟榔　黄芪 各二两

制作方法 上为末，先用枸杞根新者十斤，净洗槌碎，好酒二斗，煮至七升，取出枸杞；别⑥用好酒三升，拍洗令净，漉去滓，滤过；并于前煎酒内，更入熟蜜四两，再熬成膏，和药末，丸如梧桐子大。饮下二十丸，食前服。

校注

⑥ 别：另外。

血证

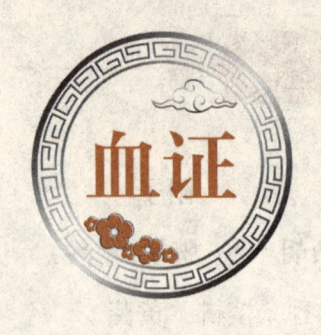

论曰：诸阳统气，诸阴主血。阴盛则阳亏而阳病，阳盛则阴亏而阴病。阳气侵阴，血失常道，故或吐或衄，或从口，或从鼻。若暴出而色鲜，心烦燥闷，时欲引饮，出至三斗，阳入于阴也。血得热则流散，譬如天地之经水，天暑地热，则经水沸溢而陇起，故有内衄、肺疽，其证大同而小异。其脉洪数者为逆，微小者为顺。宜栀子蘗^①皮汤、煎金汤。大热者宜地黄煎。

若吐血时，先闻腥臊臭，出清液，胸胁支满^②，妨于食，目眩，时时前后血，此由素经大夺血，或醉入房中，气竭伤肝，女子则月事衰少不来，病名血枯，栀子蘗皮汤主之。

校注

① 蘗：古同"檗"，即黄柏。
② 胸胁支满：中医病证，指胸与胁肋处有压迫感和胀满感。

栀子蘖皮汤

药物组成　黄蘖　栀子 各一两　甘草 半两

制作方法　上为散。每服五钱，水二盏，煎至一盏，去滓温服。

煎金汤

药物组成　金花并茎叶阴干，不拘多少。

制作方法　上浓煮汁，顿服立定。

地黄煎

药物组成　生地黄汁 半斤　大黄 末，一两

制作方法 上将地黄汁熬耗一半,内[3]大黄末同熬,候可,丸如梧桐子大。熟水下五粒,未知,加至十粒。

若吐血,服汤后转加闷乱烦躁,纷纷欲呕,颠倒不安,由胸上有留血,其脉沉伏,急须吐之,人参散主之。

人参散

药物组成 人参芦

制作方法 上为末。水调下一二钱。

若血随呕出,胸中痞闷,呕毕则目睛痛而气急,由

校注

[3] 内:同"纳"。

怒气伤肝，且血随气行，因怒而气并于血，故血随呕出，竹皮汤主之。

竹皮汤

药物组成 青竹皮　甘草炙　芎䓖④　黄芩　当归洗，各六分　芍药　白术　人参　桂心各一两

制作方法 上为散。每服五钱，水二盏，煎至一盏，去滓温服。

若先吐血，血止后嗽，嗽中血出如线，痛引胁下，日渐羸瘦，由悲忧伤肺。肺主诸气，血常随之，气伤则血无以运，故横流而暴出，后随病而上下也。其脉缓小者可治，细数加急者不可治，黄芪汤主之。

校注

④　芎䓖：即川芎。

黄芪汤

药物组成 黄芪蜜炙,一两 白术炒,二两 人参 甘草炙,各一两 白芍一两 陈皮半两 藿香半两

制作方法 上为散。每服四钱,水一盏半,煎至七分,去滓温服。

若衄血吐血,发作无时,肌肉减少,由气虚弱,或从高堕下,劳伤所致,其脉虚弱,当补阴平阳,阿胶散主之。

阿胶散

药物组成 阿胶蛤粉拌炒,一两半 杏仁炮,去皮、尖,七钱 甘草炙 马兜铃焙 牛蒡子炒,各一两 糯米一两

制作方法　　上为细末。熟水调下一二钱。

若吐血，腹中绞痛，汗自出，胸中闷，由饮食伤胃，胃气不转，气上冲胸，所食之物与气迫促[5]，因胃裂，白术汤主之。

白术汤

药物组成　　方缺

校注

[5] 促：博古斋本作"蹙"。"促"与"蹙"都有"迫"义。

卷三

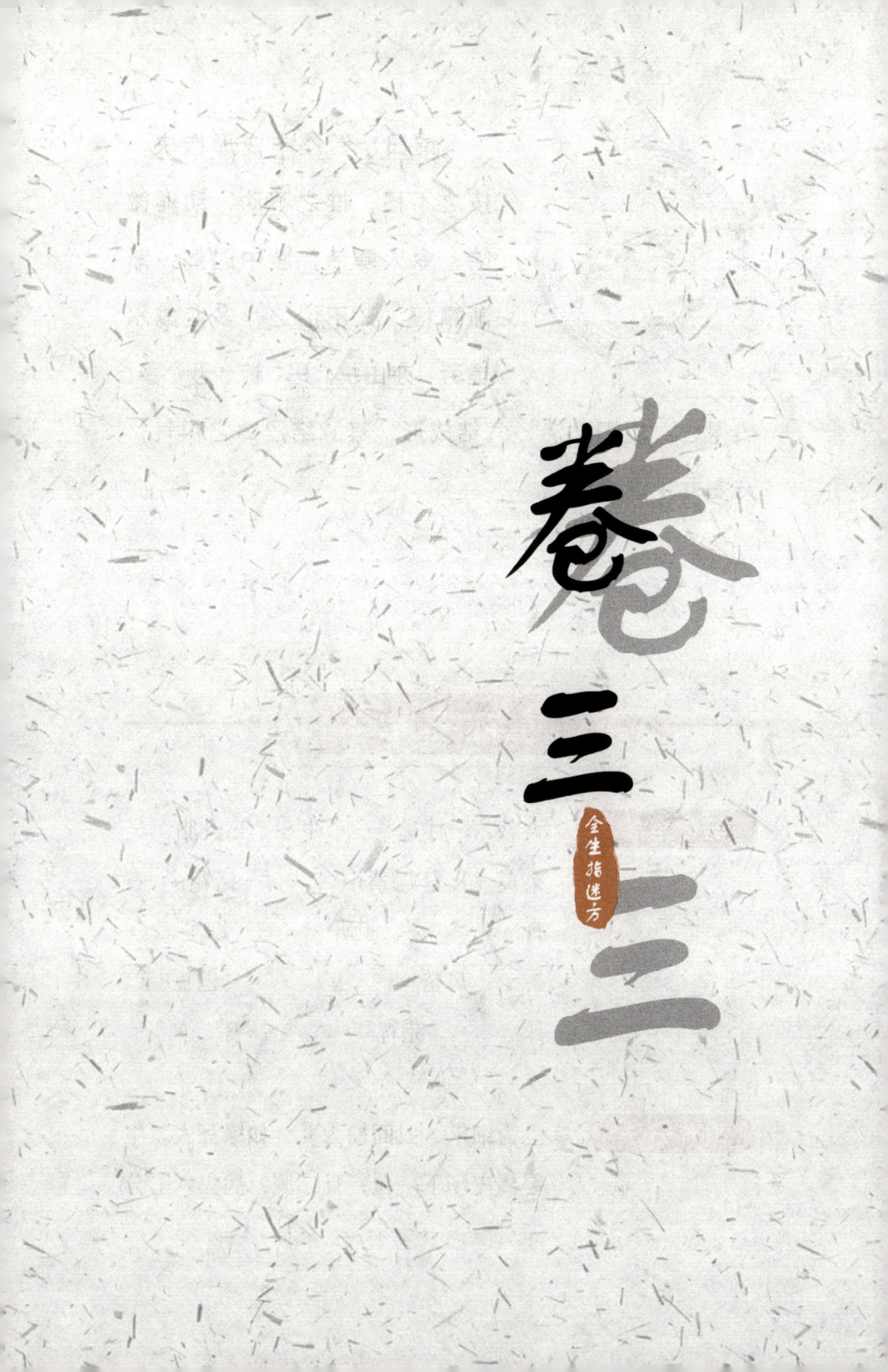

全生指迷方

诸积

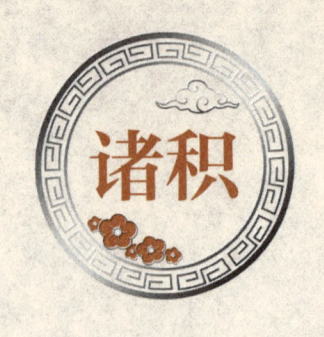

论曰：若腹中成形作块，按之不移，推之不动，动辄微喘，令人寒热，腹中时痛，渐渐羸瘦，久不治之，多变成水虚劳，亦由忧、思、惊、恐、寒、热得之。阴阳痞滞，气结成形，其脉结涩谓之积气，万安丸主之。

万安丸

药物组成

大戟炒　甘遂炒　牵牛炒　五灵脂　吴茱萸炒　延胡索炒，各半两　芫花炒　石膏细研，各一分　胆矾一钱，研　细墨烧，一钱，研　斑蝥二十个，去头、足、翅　巴豆去皮，出油，一钱　芫青四十个，去头、翅

制作方法

上为细末，白面糊为丸，如绿豆大。生姜橘皮汤下一粒，日二服，病去六七分

即住服。史氏《指南方》有续随子、郁李仁、信砒各一分,无延胡索、巴豆。袁当时《大方》有砒一分,无斑蝥、芫青、巴豆。

若左胁下如覆杯,有头足①,久不已,令人发痎疟,寒热,咳,或间日也。始由肺病传肝,肝当传脾,脾乘王而不受邪,其气留于肝,故结而为积,其脉涩结,麝香丸主之。

麝香丸

药物组成 蓬莪术炮,一两 桂心 当归 人参各半两 细辛去苗 川乌头炮,去皮、脐,各一分 巴豆一分,去皮,出油

校注

① 头足:指结块轮廓清晰。

制作方法　上为细末，白面糊为丸，如绿豆大。食后饮下三粒。史氏《指南方》无蓬莪术，有芍药一两。

若心下如盘，久不已，令人四肢不收，发黄疸，饮食不为肌肤。始由肝病传脾，脾当传肾，肾乘王而不受邪，气留于脾，其脉缓涩时结，谓之痞气[2]，三棱煎主之。孙氏《仁存方》云：兼治食癥[3]、酒癥[4]、血蛊[5]、气块、血瘕，时发刺痛，妇人血分，男子脾气横泄。

三棱煎

药物组成　京三棱 刽　蓬莪术 刽，各四两　芫花 一两

校注

[2] 痞气：即脾积，属五积之一。
[3] 食癥：中医学病证名。症见饮食减少，腹内有结块，并伴胁下刺痛、恶心呕逆等。
[4] 酒癥：中医学病证名。指因嗜酒过度致使积酒停于脘腹，日久结块的一种病。
[5] 血蛊：中医学病证名。因跌仆坠堕后误用补涩所致腹胀膨满之症。

制作方法　上用米醋三升，煮令醋尽，独炒芫花令干，余二味切片子，焙干，同为末，白面糊为丸，如豌豆大。橘皮汤下三粒，以知为度。

若从少腹上冲心胸，咽喉发痛，如犳[6]肝状，发作欲死，由脾病传肾，肾当传心，心乘王而不受邪，气留于肾，结而为积，其脉沉结，谓之贲犳，贲犳汤主之。

贲犳汤

药物组成　甘草炙　川芎　半夏汤洗七遍　芍药　黄芩各二两　葛根　甘李根皮各五两

校注

[6] 犳："豚"的异体字，即猪。

制作方法　上为散。每服五钱,水二盏,姜五片,同煎至一盏,去滓温服。

<u>史氏《指南方》加当归一两。孙氏《仁存方》加干姜一两一分,当归二两,无葛根。</u>

若脉大而散,时一结,谓之伏梁,伏梁丸主之。

伏梁丸

药物组成　青皮_{白马尿浸三日,令软透,切,三十个}　巴豆_{去皮,十五个,与青皮同炒干,去巴豆不用}　羌活_{半两}

制作方法　上为末,白面糊为丸,如绿豆大。饮下五粒,未知渐加至十粒。

若身体及髀、股、胻[7]皆肿,环脐而痛不可动,动之为水,亦名伏梁,椒仁丸主之。

椒仁丸

药物组成

五灵脂　吴茱萸_炒　延胡索_{炒,各半两}　芫花_{醋浸一宿,炒,一分}　椒仁　甘遂_炒　续随子_{去皮,研}　郁李仁_{去皮,研}　牵牛_{炒熟,各半两}　砒_{一钱,研}　石膏_{火煅过,一分,研}　附子_{炮,去皮、脐}　木香_{各半两}　胆矾_{一钱,研}

制作方法

上为细末,白面糊为丸。如豌豆大,橘皮汤下一粒,早辰、日午、临卧服。如妇人血分,则去木香,加斑蝥、芫菁各三十枚,去头、足、翅,炒当归半两。

校注

[7] 髀、股、胻:髀,大腿或大腿骨;股,大腿;胻:脚胫。

诸痛

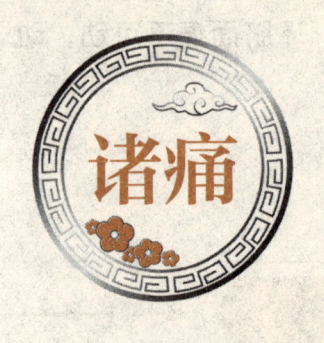

论曰：诸心腹痛者，或外邪来客，或气相干，其卒然痛而即止者，此寒气客于脉外，得寒则缩蜷[1]绌急[2]，外引小络，得热即止，宜先用熨法，后以良姜散主之。

熨法

药物组成 盐半斤，炒极热

制作方法 上以旧帛包，熨痛处。《指南方》云：渐去至一重。

校注

① 缩蜷：身体缩成一团，也作蜷缩。
② 绌急：中医中指脉络痉挛、挛缩。

《指南方》云：治心腹痛，卒然而止，遇寒再发。

良姜散

药物组成　高良姜_{五两}　厚朴_{去皮，姜汁涂，炙，二两}　当归　桂心_{各三两}

制作方法　上为散。每服五钱，水二盏，煎至一盏，去滓温服。

若腰者，肾之外候，足太阳经之流注。如痛连小腹，不得仰俛[3]，惙惙[4]短气，由肾气虚弱，有所不荣，补肾散主之。

补肾散

药物组成　杜仲_{去粗皮，杵碎，酒拌，炒焦，一两}　桂_去

校注

③　俛：为"俯"的异体字，屈身、低头。
④　惙惙：原意为忧愁貌，此处形容呼吸短促、衰疲的样子。惙，疲弱。

皮　牡丹皮各半两

制作方法　　上为末。每服三钱，用猪肾一个，批开，掺药在内，入盐少许，以线扎定，水煮熟，空心食之。

若隐隐腰痛，以热物熨痛处即少缓，由处卑湿，复为风邪伤足太阳之经，其脉缓涩，白术散主之。

白术散

药物组成　　白术二两　芍药三两　桂去皮　附子炮，去皮、脐，各一两，剉

制作方法　　上为细末。温酒调二钱匕[5]，食前服。

校注

⑤ 钱匕：古时用来量取药末的器具，文献中有用汉代五铢钱作为钱匕使用的记载。具体计量方法，见前面对"字"的释义。

若腰痛不能转侧，由劳役动伤经络，或从高堕下，气滞于腰，正气流行，相搏则痛，其脉沉，大小不常，谓之瞖腰⑥，趁痛丸主之。

趁痛丸

诸气门见趁痛散

若腰如锥刀所刺，大便黑色，小便赤黑，此留血滞于腰间，谓之血沥腰痛，其脉涩，当归丸主之。

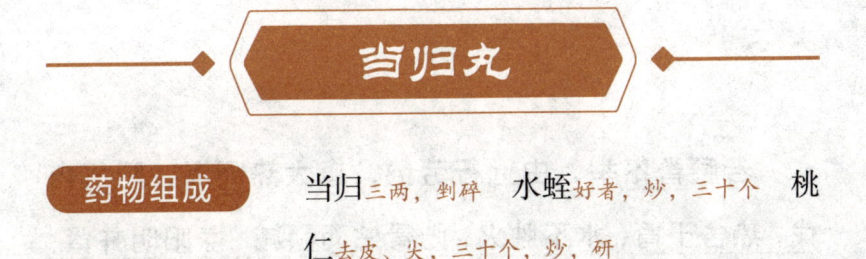

当归丸

药物组成　当归_{三两，剉碎}　水蛭_{好者，炒，三十个}　桃仁_{去皮、尖，三十个，炒，研}

校注

⑥ 瞖腰：中医学病证名，表示腰痛。

制作方法　上为末,酒糊为丸,如梧桐子大。酒下十粒,未知,加至三十粒。

若腰冷,腹重如带五千钱,如坐于水,由肾经为阴湿所逼,复受风冷,久不治,变成水病[7],肾着汤主之。

肾着汤

药物组成　甘草 炙　干姜 各二两　白茯苓　白术 各四两

制作方法　上为散。每服五钱,水二盏,煎至一盏,去滓,食前温服。

若腰脊不举,由远行劳倦,逢大热而渴,阳气内伐,热舍于肾,水不胜火,则骨枯而髓减,盖阳明并肾,

校注

[7] 水病:对水肿病的统称。

则肾脂枯而宗筋不调。宗筋主束骨而利机关也,是谓骨痿,菟丝子丸、补肾散主之。

菟丝子丸

药物组成 菟丝子_{拣净,酒浸透,捣烂,焙干} 干地黄_{焙,各二两} 杜仲_{去粗皮,杵碎,酒拌一宿,炒焦,三两} 牛膝_{酒浸,一两} 萆薢_{一两}

制作方法 上为细末,炼蜜为丸,如梧桐子大。饮下三十粒,食后服。

补肾散

药物组成 见前

若胁痛不得息,痛则咳而汗出,由邪客于足少阳之络,属胆。宜灸足小指次指爪甲上与肉交处七壮,窍阴二穴也。

若臂外臁痛，手不及头，心烦喉痹[8]者，以邪客于手少阳之络，以针刺手大指次指之端，去爪甲如韭叶，令血出而止。

　　若臂痛不能屈伸，此邪客于臂掌之间，取腕踝骨后，以指按之极痛，刺之留二呼，急出针，或灸。

　　若筋拘挛，背急痛，引胁下，从项推下夹脊，按之应手痛者，于其上灸七壮，未定，加至十四壮。

　　若痛引小腹，由寒气客于厥阴之脉，或胁肋相引，肾肝脉弦大，久成寒疝，桂枝乌头汤主之。

桂枝乌头汤

药物组成　桂心 三两　芍药 三两　乌头 炮，去皮、脐，二两半　甘草 炙，二两

制作方法　上为散。每服五钱，水二盏，姜五片，枣一枚，同煎至一盏，去滓，入蜜半匙许，再煎一二沸，稍热服。

校注

⑧　喉痹：中医学病症名。多由邪热内结，气血瘀滞痹阻所致，症见喉咙肿痛，吞咽阻塞不利。

眩晕

论曰：头眩之状，谓目眩旋转，不能俛仰，头重不能举，目不能开，闭则不能视物。史氏《指南方》云：观物如反①，或如浮水。或身如在舟车上，是谓徇蒙招尤②，目瞑耳聋，下实上虚，过在足少阳厥阴，由肝虚血弱，则风邪乃生，盖风气通于肝。又曰：诸风掉眩，皆属于肝。左手关脉虚弦，谓之风眩，香芎散、桃红散主之。

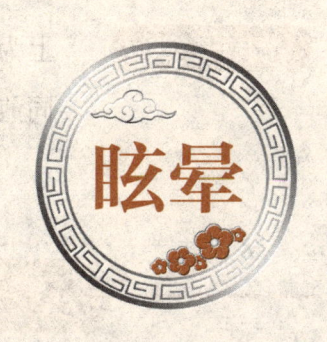

香芎散

药物组成　芎䓖　独活　旋覆花　藁本_{去苗}　细辛_{去苗}　蔓荆子_{各一两}　石膏_研　甘草_炙　荆芥穗_{各半两}

校注

① 观物如反：指看东西晃动颠倒。
② 徇蒙招尤：中医病证，指眩晕。

制作方法 上为末。每服三钱,水一盏,姜三片,同煎至七分,去滓温服,不拘时。

桃红散

药物组成 白附子*新罗者* 黄丹*等分*

制作方法 上同炒,候黄丹深紫色,筛出黄丹不用,只将白附子为末,茶清③调下一钱匕。

若头眩,发则欲呕,心下温温④,胸中如满,由胸上停痰,胃气不流行,盘郁不散,气上腾入脑,脑满则眩,关脉沉弦,或谓之痰眩,旋覆花丸主之。

校注

③ 茶清:应为"清茶"。
④ 温温:指恶心。

旋覆花丸

药物组成 见前热证门

若但晕而不眩，发则伏地昏昏，食顷乃苏，由荣卫错乱，气血溷浊⑤，阳气逆行。《指南》云：此由邪客诸气，阴阳特厥，上者不得下，下者不得上。上下相隔，精神散乱。上下相隔，气复通则苏，脉虚大而涩，谓之气晕，流气饮子、草乌头汤主之。

流气饮子

药物组成 紫苏叶　青皮　当归_洗　芍药　乌药　茯苓　桔梗　半夏_{汤洗七遍，焙干，}

校注

⑤ 溷浊：混浊的意思。

为末，姜汁和，阴干　黄芪　枳实麸炒，去瓤　防风各半两　甘草炙　橘皮洗，各三分　木香一分　连皮大腹剉，姜汁浸一宿，焙，一两　川芎⑥三分

制作方法　上为散。每服五钱，水二盏，生姜三片，枣一个，同煎至一盏，去滓温服。

草乌头汤

药物组成　草乌头去皮、尖，生用　细辛去苗　茶芽等分

制作方法　上为散。每服五钱，水二盏，煎至一盏，去滓缓缓服尽。

若但欲仰视，目瞑不能开，开而眩，唾出若涕，

校注

⑥ 川芎：博古斋本将"川芎"放在方末，且注剂量为"三分"。

恶风振寒，由肾气不足，动作劳损，风搏于肺，肾气不足，膀胱不荣于外，故使强上瞑视。因其劳而受风在肺，故唾出若涕而恶风，谓之劳风⑦，芍药黄芪汤主之。

芍药黄芪汤

药物组成 芍药二两　黄芪三两　川芎二两　乌头炮，去皮，半两

制作方法 上为散。每服五钱，水二盏，姜三片，枣一个，同煎至一盏，去滓温服。

校注

⑦ 劳风：又叫风咳或劳风咳，是由于劳力伤风而导致的病证。

厥证

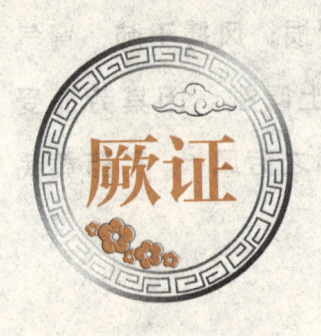

论曰：若暴厥卒然不知人事，身脉皆动，其状如尸，听其耳中，如循啸声，股间暖，由邪气折于手足少阴、太阴、足阳明之络，五络俱竭，肾气微，少精血，奔气促迫，上入胸膈，宗气①反聚，血结心下，阳气下堕，阴气卒上而不交，阴阳离居。身温而汗出，气复，反则唇青身冷，此为入藏即死，谓之尸厥。先以竹管吹左耳，极三度，又吹右耳如前，灸熨、斗熨②两胁，以石菖蒲末著③舌下及吹鼻中。又刺足大指内侧，爪甲去端如韭叶，入一分，留三呼，谓隐白穴也，出之。又刺足心涌泉穴，如上法。又刺足中指爪上，令破，如上法，谓厉兑穴也。又刺手大指内侧，去端如韭叶。又刺手心主，谓中冲穴也。又刺掌后锐骨之端，谓神门穴也。又剔取头左角之发，烧灰，酒服方寸匕，不能饮，灌之后，宜太乙神精丹。

校注

① 宗气：中医把体内之气分为元气、宗气、营气、卫气四大类。宗气是指吸入的自然清气与脾运化输至的水谷精微之气合成的气，用于补充维持全身之气。

② 斗熨：熨法的一种。

③ 著："着"的繁体，意为放置。

太乙神精丹

药物组成 方缺

若居常无苦，忽然如死，身不动，默默不知人，目闭不能开，口噤不能语，又或似有知而恶闻人声，或但如眩冒，移时乃寤，此由亡汗过多，血少，气并血中，气血争，阴阳乱，气过血还则阴阳复通，而人乃寤，谓之郁冒④、血厥⑤。此证多生妇人，男子亦有之，白薇汤、仓公散主之。

白薇汤

药物组成 白薇_{一两} 当归_{一两} 人参_{半两} 甘草_{炙，一分}

校注

④ 郁冒：中医病证名，病象为头晕目眩，神志不清。
⑤ 血厥：厥证之一，由失血过多、七情内伤、饮食不节而导致的血液运行失常。

制作方法 上为散。每服五钱,水二盏,煎至一盏,去滓温服。

仓公散

药物组成 瓜蒂　藜芦　矾石 火煅一伏时,研　雄黄 研

制作方法 上等分为末。以豆大吹鼻内,醒为度。

若卒然昏冒无所知,或妄言语,此由暴惊,心无所倚,神无所归,久不治,阴阳相并,或阴气并阳,阳气并阴,令人九窍闭塞,状类尸厥,菖蒲散主之。

菖蒲散

药物组成 石菖蒲 一两　麝香 一钱,研

制作方法　上为细末。酒调服二钱，或饮亦得。

若忽然瘛疭，瞑目不能语，喉中有声，大便不通，胸满欲呕，或恶人声，闻人声则惊，或时叫，此得之暴惊，气积而不散，伏痰聚于中脘，湿积于脾，久而脾气既耗，水气乘之，则风动四末。宜先吐之，以胜金丸，次宜玉壶丸，以大便利即止，有热则脉洪数，此脾郁于心，铁粉丸主之。

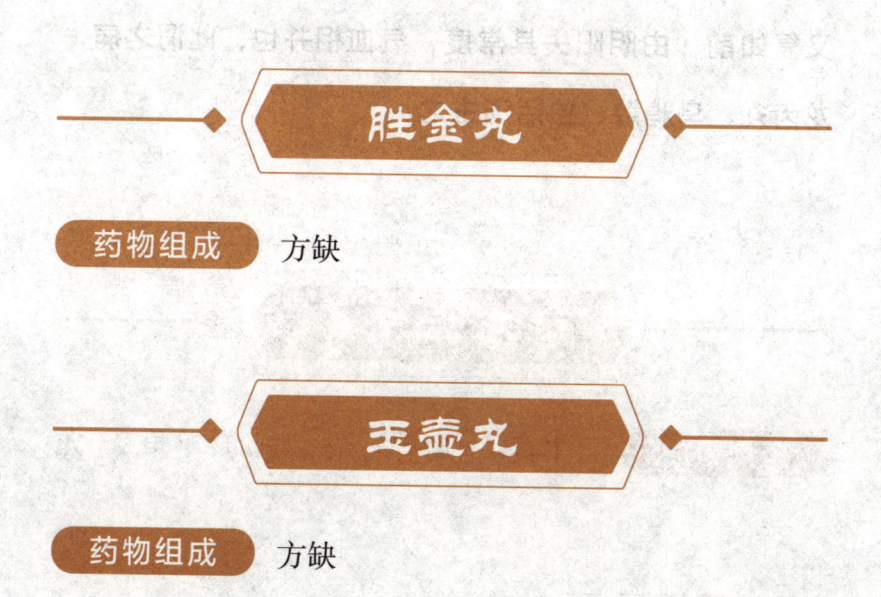

胜金丸

药物组成　方缺

玉壶丸

药物组成　方缺

铁粉丸

药物组成 铁粉_{二两} 朱砂_{一两,研} 牛黄_研 天竺黄_研 铅霜_{研,各半两} 天南星_{炮,一两}

制作方法 上为末,姜汁煮糊为丸,如梧桐子大。生姜汤下五丸。

若素无疾,而暴得瘛疭,发讫⑥即如常,经隔月日又复如前,由阴阳失其常度,气血相并也,此谓之痫,龙齿丸、乌鸦散、独活汤主之。

龙齿丸

药物组成 牛黄_研 麝香_{研,各半钱} 羚羊角_剉 龙

校注

⑥ 讫:完结、终了。

齿　龙骨　羊齿 火煅赤，各一分　朱砂 研，半两　蛇蜕 炒　白僵蚕 炒，各一分

制作方法　上为末，炼蜜和丸，如梧桐子大。饮下五丸，临卧服。

乌鸦散

制作方法　腊月乌鸦一个，去足、嘴、大翅，用麝香一钱，填口内，以好纸通裹了，再用盐纸和泥团了，候干；炭火烧，烟尽取出为末，更入麝香一钱，研和。饮调方寸匕，日二服。

独活汤

药物组成　独活 一两　细辛 去苗，一分　僵蚕 炒，半两　牡丹皮 三分　防己 半两　紫菀 去苗，一分

制作方法　上为散。每服五钱，水二盏，煎至一盏，去滓温服。

若病患喜怒不常，独闭户牖⁷而处，恶闻人声者，盖阳气常动，因暴折而难决，肝胆气郁而不伸，故令喜怒，谓之阳厥。宜铁落饮，无食肉，及菖蒲散。

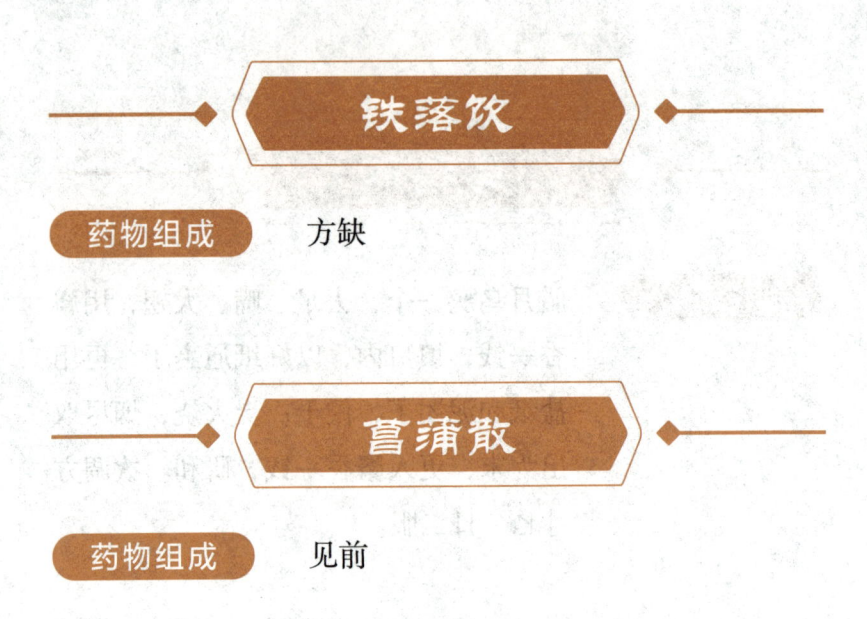

铁落饮

药物组成　方缺

菖蒲散

药物组成　见前

若言语不避亲疏，或弃衣而走，登高而歌，此思虑用心太过，神散不藏⁸，又或悲哭，忽忽不乐。神

校注

⑦　牖（yǒu）：古建筑中室与堂之间的窗子。
⑧　藏：收藏，储藏。此处意为收聚。

有余则笑，为狂，胜金丸主之；神不足则悲，露朱丹主之。

胜金丸

药物组成 方缺

露朱丹

药物组成 好朱砂_{一两，碎}

制作方法 上用真琉璃器盛之，露四十九夜，阴雨不算数。研细，入牛黄半钱，研和，滴熟蜜珠子，丸如梧桐子大。空心人参汤下一粒。

若肿首,头重足不能行,发则眴仆⑨,此太阳厥也,乌头汤主之。

乌头汤

药物组成 见前眩运⑩门

若喜怒嗌痛,不肉食,气奔走上,刺足下中央之脉,血出而止。

校注
⑨ 眴仆:病状名。指视物昏花,旋转难以站立,甚或跌仆。
⑩ 运:博古斋本作"晕"。

论曰：若咽中如炙肉脔[①]，咽之不下，吐之不出，由胃寒乘肺，肺胃寒，则津液聚而成痰，致肺管不利，气与痰相搏，其脉涩，半夏厚朴汤主之。

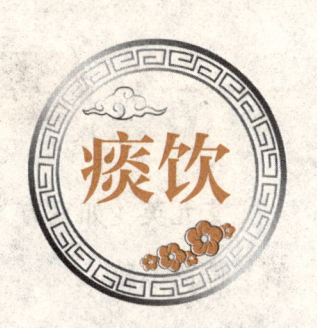

痰饮

半夏厚朴汤

药物组成 半夏汤洗七遍，五两 厚朴去皮，姜汁涂炙，三两 茯苓 紫苏叶各二两

制作方法 上为散。每服五钱，水二盏，生姜十片，同煎至一盏，去滓，食前温服。

校注

① 脔（luán）：切成小块的肉。

枳术汤

艾元英《如宜方》云：若心下如盘，边如盘旋，由饮癖②停留不散。

药物组成　　白术四两　枳实麸炒，去瓤，二两

制作方法　　上为散。每服五钱，水二盏，煎至一盏，去滓，食前温服。

若腹满，按之没指，随手而起，余与正水皆同，但四肢聂聂动③，其脉亦浮，由肺气久虚，为风邪所客，气不得运，百脉闭塞，气结阴聚成水，谓之皮水，亦宜发汗，先以防己汤，次以大豆散。

校注

② 饮癖：中医病证名，由于饮水过多，水饮停聚于胁下，日久所致的癖病，遇冷气则相触而痛。
③ 聂聂动：即微微有动。

防己汤

药物组成 防己三两 人参四两 桂心二两 茯苓四两

制作方法 上为散。每服五钱,水二盏,煎至一盏,去滓温服。

大豆散

药物组成 方缺

若咳嗽,喘不得卧,面浮肿,脉弦急或迟,由肺胃停寒,水聚成饮,支乘于心,气不得下,谓之支饮,宜先用十枣汤泻之,后宜防己汤主之。

十枣汤

药物组成 芫花炒黑　甘遂　大戟各等分　大枣十枚

制作方法 上先煮枣去滓,内前药末。强人服一钱,虚人服五分。若病不除,再服,得快下利④为度,后以糜粥自养。

防己汤

药物组成 见前

校注

④ 下利:中医病证名。古代医书对痢疾和泄泻的统称。

消证

论曰：消渴之病，其来有二，或少服五石汤丸，恣欲不节[①]，不待年高气血衰耗，石性独存，火烈焦槁，精血涸竭，其状渴而肌肉消；又有积久饮酒，酒性酷热，熏蒸五藏，津液枯燥而血涩，其状渴而肉不消。如解五石毒者，宜罂粟汤；欲止渴者，宜菟丝子丸；大渴而加烦热者，宜马通散、栝蒌粉。

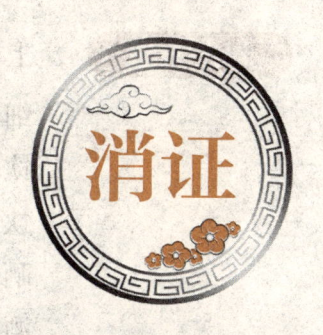

罂粟汤

药物组成 见前痹证门

菟丝子丸

药物组成 菟丝子 不计多少，拣净，水淘，酒浸三宿

校注

① 恣欲不节：纵欲无度。恣，放纵、无拘束。

制作方法 上控干,乘润捣罗为散,焙干,再为细末,炼蜜和丸,如梧桐子大。食前饮下五十粒,一日二三服,或作散,饮调下三钱。《琐碎录》云:用酒浸晒于日中,三两日一换酒,用时洗去酒,浓煎汤饮。

马通散

药物组成 方缺

栝蒌粉

药物组成 方缺

若其人素渴引[2]水,一旦不饮不渴,小便日夜

校注

[2] 引:举起。此处为举起水杯喝水。

数十行，气乏肉消脱，此消中，肾气败也，茱萸丸主之。

茱萸丸

药物组成　苁蓉_{洗，切，酒浸，焙}　五味子_炒　山茱萸　干山药_{各等分}

制作方法　上为末，酒糊为丸，如梧桐子大。饮下三十粒，空心服。

疸病

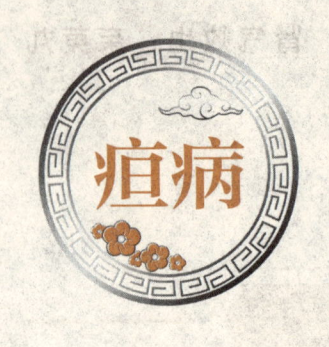

论曰：黄疸之病，皆属于脾，脾属土而色黄，恶湿，湿胜则土气不行而郁，故发则真色见。盖黄疸本得之湿，瘀热在里，湿热相搏，身必发黄。若先有留热，而后为湿气所加，则热多而湿少，治之先导其热；若先为湿气所乘，而后有热，则湿多而热少，治之先去其湿，去其湿，则热从而去；亦有因冷痞结，阴加于阳，上下气不通，而脾气不行，则阴气郁而生湿，其状胸中痞，呕逆，时恶寒，当先除痞，利其小便，则湿自去；脉洪大，大便利加渴者死。脉微小，小便不利，不渴则生。若病患一身悉黄，四肢微肿，胸满不得卧，汗出如黄蘗汁，此由大汗出，卒入水中所致，苦酒汤主之。

苦酒汤

药物组成 黄芪汤 五两　芍药　桂心 取心，各三两

制作方法　上为散。每服五钱,水二盏半,苦酒半盏,同煎至一盏,去滓温服。

若因他病未除,忽然一身面目悉黄如橘,瘀热在里也,或因大热以冷水洗之,湿热相搏,熏蒸肌肉,谓之黄疸,蘖皮汤主之,茵陈五苓散主之。

蘖皮汤

药物组成　黄蘖　黄连　黄芩 各等分

制作方法　上为散。每服五钱,水二盏,煎至一盏,去滓温服。

茵陈五苓散

药物组成　茵陈 一两　猪苓　茯苓　白术 炒,各十八铢　泽泻 一两半　桂心 半两

制作方法　上为散。每服五钱,水一盏半,煎至一盏,去滓温服。

若心下懊痛[①],足膝胫满,小便黄,面发赤斑,由大醉当风入水,湿加于热,内蒸脾气,谓之酒疸。治属饮家,茯苓半夏汤主之。

茯苓半夏汤

药物组成　茯苓四两　半夏二钱半,汤洗七遍　旋覆花三钱　甘遂剉末,炒,一钱

制作方法　上㕮咀,水二盏,煎至一盏,去滓,将甘遂末分二服,用药汁半盏调服,以利为度。

校注

① 懊痛:指心烦不宁,烦闷懊侬。

若脉浮腹满欲呕吐者，先吐之，瓜蒂散主之。脉沉，腹满，大便秘，先利之，大黄丸主之。

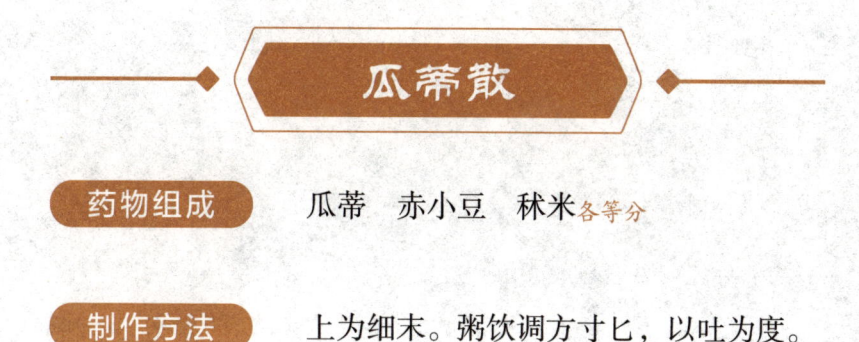

瓜蒂散

药物组成　瓜蒂　赤小豆　秫米_{各等分}

制作方法　上为细末。粥饮调方寸匕，以吐为度。

大黄丸

药物组成　大黄_煨　葶苈_{各等分}

制作方法　上为细末，炼蜜和丸，如梧桐子大。蜜汤下十粒，以利为度。

卷四

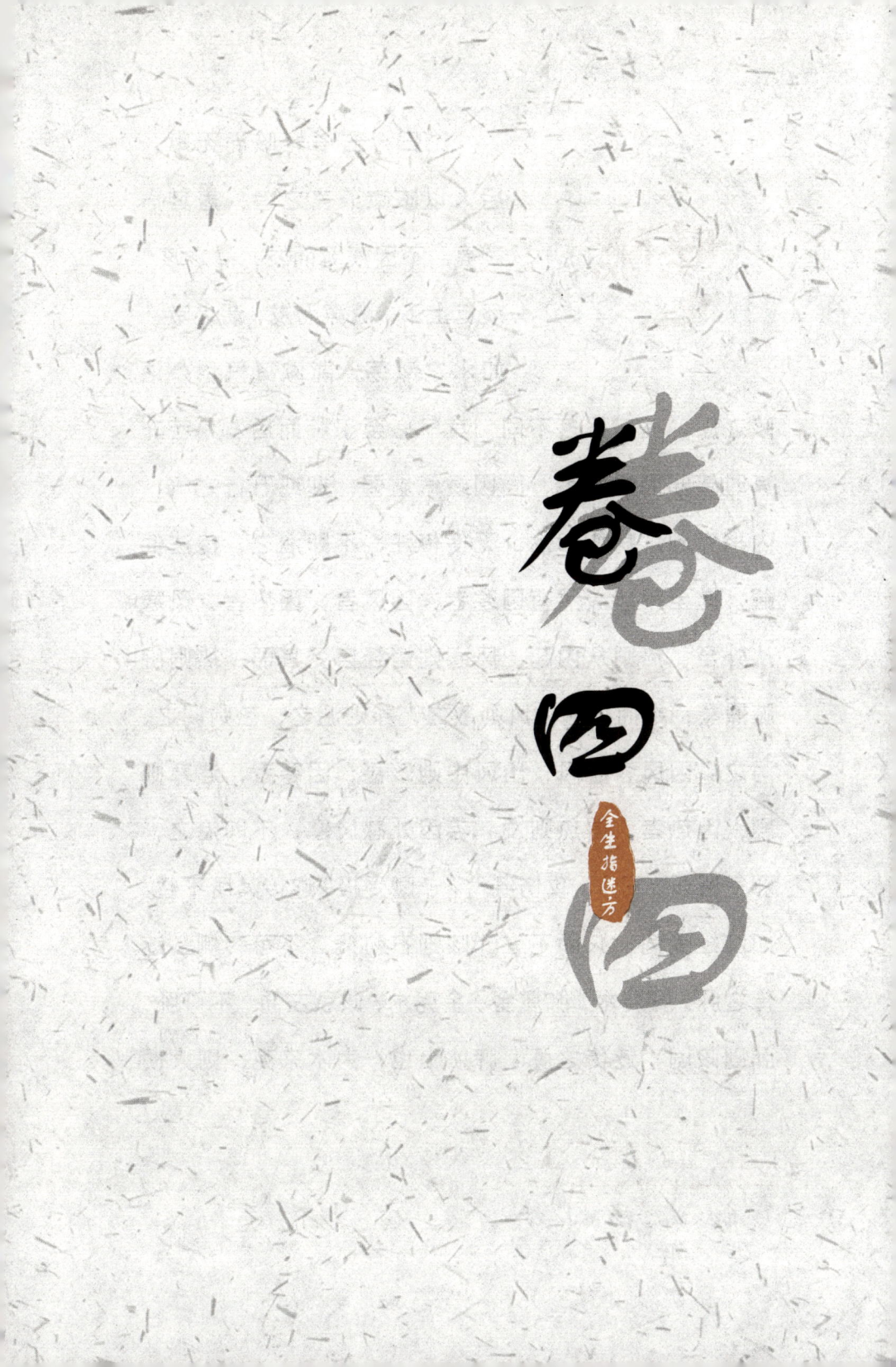

全生指迷方

咳嗽

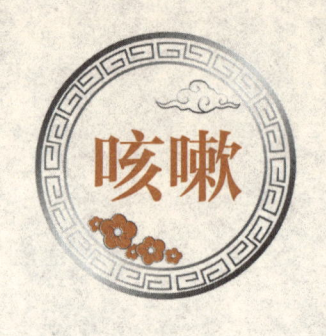

论曰：古书有咳而无嗽，后人以咳嗽兼言之者，盖其声响亮。不因痰涎而发，谓之咳；痰涎上下，随声而发，谓之嗽，如水之漱荡，能漱其气也。诸咳之原，其来虽各不同，其气必至于肺而后发。若非其时感邪而发咳者，固因藏气虚弱，抑或五行之气，内相克制。病作即治，无使传注，不即治之，传注他藏，遂至不起。然有因寒者，因风者，因热者。风寒从外至，热则从内起。风寒则诸经自受其邪，热则脏腑熏蒸，乘而为病，风则散之，寒则温之，热则调之、泻之。因风者恶风，出风中则咳甚；因寒者，遇寒则剧；因热者，得热则发。若因外感风寒，不即治之，邪气留淫[1]日深，攻伤藏气，一藏受极，遂传其所不胜。如肺经受病，久而不去，咳则右胁痛，不可转侧，遂传之肝。肝属木，肺属金，金克木，咳引左胁，不可卧，卧则咳剧，遂传之脾。脾，土也，为木来克，则大便

校注

[1] 留淫：浸淫，积久漫衍。

鸭溏②，甚则瘕疝如痫状，次传之肾。肾属水，为土所克，则骨痿，不能起于床，手足浮肿，次传之心则死。若因藏气自相熏蒸，如心乘肺，急补肺而泻心。补肺宜辛甘，泻心宜苦。若脾热熏蒸，但泻其脾，治以甘平，调肺以辛温，谓之间传，学宜知此。

若肺咳③，恶风脉浮，小青龙汤主之；恶寒脉紧，杏子汤主之；微弱者，钟乳丸主之；恶热喉燥，脉数，甚则咯血，天门冬汤、杏子汤主之。孙氏《仁存活法秘方》：肺咳之状，喘息有音，甚则咯血。

小青龙汤

见前寒证门

校注

② 鸭溏：一种中医病证名称，指大便如水，状如鸭粪。
③ 肺咳：中医病证名。指因肺经病变引起的肺病，患者咳喘有声，严重者会出现咳血症状。

杏子汤

药物组成 杏仁去皮、尖 干姜 细辛去苗 甘草炙，各半两 五味子 桂心各一两

制作方法 上为散。每服五钱，水二盏，枣一个，同煎至一盏，去滓温服。痰多者，加半夏半两，汤洗七遍。

钟乳丸

药物组成 钟乳银石器内煮一伏时，研一伏时，一两 紫菀去苗及枯燥者 款冬花 黄芪汤各半两 桑白皮一分，剉，微炒

制作方法 上为细末，炼蜜和丸，如梧桐子大。饮下三十丸，食前服。

天门冬汤

药物组成 天门冬去心　紫菀去苗及枯燥者,焙　知母焙,各一两　桑白皮　五味子　桔梗各半两

制作方法 上为散。每服五钱,水二盏,煎至一盏,去滓温服。咳血者,加阿胶半两,炒燥。大便涩而喘,加葶苈半两。

若心咳,脉浮恶风,桂心汤主之。恶寒,时口噤,脉紧大,附子细辛汤主之。恶热脉疾,小便赤涩,茯苓汤主之。

桂心汤

孙氏《仁存活法秘方》云:心咳之状,上引心痛,喉介介然如梗,甚则咽喉肿痛,脉浮恶风,宜桂心汤。

药物组成　人参　桂 取心　白茯苓 各一两　麻黄　贝母 炒, 各半两　远志 去心　甘草 炙, 各一分

制作方法　上为散。每服五钱，水二盏，煎至一盏，去滓温服。

附子细辛汤

药物组成　附子 炮, 去皮、脐　细辛 去苗, 各半两　人参　菖蒲 各一两　五味子 二两　甘草 炙, 半两

制作方法　上为散。每服五钱，水二盏，煎至一盏，去滓温服。

茯苓汤

药物组成　茯苓　麦门冬 去心　黄芩 各一两　秦艽 去土　柴胡 去苗, 各半两　杏仁 去皮、尖, 一分

制作方法　上为散。每服五钱，水二盏，煎至一盏，去滓温服。

若肝咳，恶风脉浮弦，射干汤主之。孙氏《仁存活法秘方》云：肝咳之状，咳则两胁痛，甚则不可转侧，转侧两胁下满。恶寒脉浮紧，五味子煎主之；恶热脉疾，目赤头眩，百部丸主之。

射干汤

药物组成　射干　麻黄_{去根、节，各半两}　五味子　半夏_{汤泡七遍，各一两}　款冬花_{二两}

制作方法　上为散。每服五钱，水二盏，姜五片，同煎至一盏，去滓温服。

五味子煎

药物组成　五味子_{五两}　桂_{取心，一两}　川乌头_{炮，去皮、脐，一两}

制作方法　上为末，水五升，煎至一升，绞取汁，用好蜜二两，再熬成膏。温酒化弹子大，食前服。

百部丸

药物组成　百部_{八两，为细末}　生地黄_{五斤，取汁，熬成膏}

制作方法　上将地黄膏和百部为丸，如梧桐子大。饮下三十粒，食后服。

若脾咳，恶风脉浮缓，麻黄厚朴汤主之。孙氏《仁存活法秘方》云：脾咳之状，咳则右胁下痛引肩背，痛甚则不可以动，动则咳剧。

口中如含霜雪，中脘隐隐冷，恶寒，脉紧弱，温中丸主之。

大便坚，从腹上至头发热，脉疾，茯苓丸主之。

麻黄厚朴汤

药物组成　厚朴_{去皮，姜汁涂，炙}　麻黄_{去根、节}　杏仁_{去皮、尖}　橘皮_{洗，各一两}　甘草_炙　半夏_{汤洗七遍，各半两}

制作方法　上为散。每服五钱，水二盏，姜五片，同煎至一盏，去滓温服。

温中丸

药物组成　干姜　半夏 汤洗七遍，各一两　白术 二两　细辛 去苗　胡椒 各半两

制作方法　上为细末，炼蜜和丸，如梧桐子大。米饮下三十粒，食前服。

茯苓丸

药物组成　茯苓　黄芩　橘皮 洗，各一两　五味子 半两　桔梗 半两　半夏 汤洗七遍，切，姜汁浸，焙，三分

制作方法　上为细末，炼蜜和丸，如梧桐子大。米饮下三十粒，食后服。

若肾咳,恶风脉浮,白前汤主之。孙氏《仁存活法秘方》云:肾咳之状,咳则腰背相引疼痛。恶寒,唾冷沫,小便数,脉紧,椒红丸主之;恶热,骨间烦疼,地骨皮汤主之。

白前汤

药物组成 白前　细辛_{去苗}　川芎　五味子_{各一两}　麻黄_{去根、节}　芍药　桂_{取心,各半两}

制作方法 上为散。每服五钱,水二盏,煎至一盏,去滓温服。

椒红丸

药物组成 椒_{去目,炒出汗,半两}　款冬花　紫菀_{去苗及枯燥者}　干姜_{各一两}　矾石_{火煅一伏时}　附子_{炮,去皮、脐}　细辛_{去苗}　皂荚_{去子,酥炙,各半两}

制作方法 上为细末,炼蜜和丸,如梧桐子大。米饮下三十粒，食前服。

地骨皮汤

药物组成　地骨皮　百部_{各二两}　芍药　赤茯苓_{各一两}

制作方法　上为散。每服五钱，水二盏，竹叶十片，同煎至一盏，去滓，食后温服。

若颧骨赤，大如钱，日晡发热者死。若潮热有时，五心④烦热，搏于营卫，不咳者易治，脉促涩者难治，青蒿煎、柴胡芍药汤主之。

青蒿煎

药物组成　青蒿_{汁，一升}　人参　麦门冬_{去心，各一两}

校注

④　五心：指两足心、两手心、心胸，合称为五心。

制作方法 上将二味为末,用青蒿汁同熬成膏,丸如梧桐子大。饮下二十粒,食后服。

柴胡芍药汤

药物组成 柴胡去苗 芍药各一两 地骨皮 石膏各半两

制作方法 上为散。每服五钱,水二盏,小麦五十粒,同煎至一盏,去滓,食后温服。

若但嗜卧,饮食不为肌肤,或不能食,心腹虚胀滑泄,背膂牵急,劳倦不能动止,或因大病后,或因下利后不复常,得之于脾。脉弦大,甚则不治,四肢煎厥,亦谓之肉极⑤,炙肝散、白术丸主之。

校注

⑤ 肉极:中医病证名,病象为肌肉痿弱困怠。

炙肝散

见前气证门

白术丸

药物组成 白术　橘皮_{洗，各一两}　厚朴_{去皮，姜汁涂，炙焦}　人参_{各半两}

制作方法 上为细末，炼蜜和丸，如梧桐子大。米饮下三十丸。

若咳嗽如脓涕，或微喘急，短气，胁下痛，皮肤干燥，动则咳极，由形寒饮冷伤于肺经，久嗽不已则肺枯燥，令人先寒后热，脉弱者可治，或紧或弦者不可治。

喘证

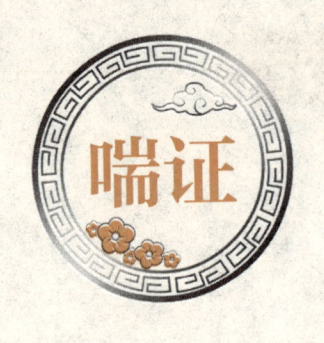

论曰：凡人一呼一吸谓之息。呼出心肺，吸入肾肝，呼吸之间，脾受其气，则营卫行阳二十五度，行阴亦二十五度，而周身之气，无过不及。若藏气乘并，则荣卫不能循常，气过周身失度，不能随阴阳出入以成息，故促迫而喘，诸气并上于肺，肺管隘，则气争而喘也。其始或因坠堕恐惧，恐则精却，精却则上焦闭而气不行，气不行则留于肝，肝乘于肺，此喘出于肝也。或因惊恐，惊则心无所倚，神无所归，气乱而气乘于肺，此喘出于心也，或因渡水跌仆，肾气暴伤，肾气乘肺，此喘出于肾也。或因饱食过伤，动作用力，谷气不流行，脾气逆而乘肺，此喘出于脾也，团参散主之。

若喘而发热，颈脉皆动，日渐瘦削，由客热乘肺，或因饮食失宜，气不转而气急，误服热药，火气熏肺而遂喘，颊赤咽燥，其脉细数，治属骨蒸，小建中汤、天门冬汤主之。

团参散

药物组成

人参一两 桑白皮剉,炒,二两 大腹皮剉,炒,一两 橘皮洗 麦门冬去心,各一两 吴茱萸炒 槟榔剉,炒 芫花炒 附子炮,去皮、脐 泽泻各半两 半夏曲 桂心 杏仁去皮、尖,研,各一两 枳实麸炒,去瓤,半两 白术 诃子炮,去核,各半两

制作方法

上为细末,姜汁煮糊为丸,如梧桐子大。米饮下二十粒,食前服。

小建中汤

药物组成

芍药六两 桂心三两 甘草炙,二两

制作方法

上为散。每服五钱,水二盏,生姜三片,枣二个,同煎至一盏,去滓温服。

天门冬汤

药物组成　天门冬_{去心,一两}　马兜铃　百部_{各半两}

制作方法　上为散。每服五钱,水二盏,煎至一盏,去滓温服。

若喘嗽时血出,四肢懈怠,脉浮大而沉,由肾气上并于胃,气道壅塞,血无所行而散溢于脾,精不化,上不胜下,脾之络脉外绝,去胃外归阳明,白术丸主之。

白术丸

药物组成　麦门冬_{去心}　人参　生地黄_焙　白术　泽泻　茯苓　大豆卷_{各一两}　桑皮_{炒,二两}

制作方法 上为细末，炼蜜和丸，如梧桐子大。米饮下三十粒，食前服。

<u>若病人不卧，卧而有所不安则喘者，藏有所伤，精有所寄，故不得卧而喘，肺气盛，脉满大也，牡蛎散主之。</u>

牡蛎散

制作方法 用左顾牡蛎，文片色白正者二两，先杵为粗末，以甘锅子①盛，火烧通赤，放冷，研为细末。每服一钱，浓煎鲫鱼汤调下，不拘时服。鲫鱼重四两者一个，去鳞肚，浓煎，煎时不许动。

校注

① 甘锅子：即坩埚。

若咳嗽咳逆，倚息喘急，鼻张，其人不得仰，咽中作水鸡声，时发时止，由惊忧之气蓄而不散，肺气郁，或因过饱劳伤，气上行而不能出于肺，复遇寒邪，肺寒则诸气收聚，气缓则息，有所触则发，经久则不能治，杏子散主之，及灸肾腧百壮。

杏子散

药物组成　杏仁_{去皮、尖，麸炒黄色，研成膏}　麻黄_{为末，等分}

制作方法　上研和。煎橘皮汤，调二钱匕。

玉腋散

药物组成　人参　川芎　茯苓　桂心　知母　贝母_炒　杏仁_{去皮、尖}　葶苈_炒　半夏曲　柴胡_{去苗}　麻黄_{去根、节，各一两}　石膏_{炒，研}　诃子_{炮，去核，各二两}　橘皮_洗　白术_{各一两半}　甘草_炙　羌活　马兜铃_{各半两}

制作方法　上为细末。每服三钱，水一盏半，生姜三片，枣一个，煎至一盏，去滓，食前温服。

若喘息肺鸣而痿蹶②，由③有所失亡，所求不得，气郁而肺热叶焦上举，是谓肺痿，阿胶丸主之。

阿胶丸

药物组成　天门冬_{去心}　桔梗　生干地黄_焙　桑白皮_{剉,炒}　柏子仁_{炒,研}　麦门冬_{去心}　阿胶_{剉,炒燥,各半两}　甘草_{炙,一分}

制作方法　上为末，炼蜜和丸，如弹子大。每服一丸，水一盏，煎至七分，食后温服。

校注

② 痿蹶：即痿厥。
③ 由：同"犹"，如同。

呕吐

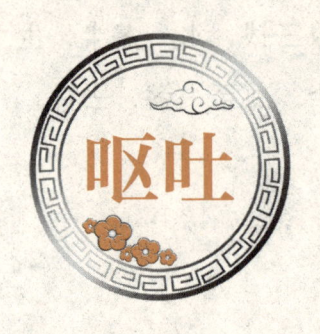

论曰：呕吐者，由清浊不分，中焦气痞。若心下牢大如杯[1]，或时寒时热，朝食则暮吐，暮食则朝吐，关脉弦紧，弦则为虚，紧则为寒，虚寒相搏，此名为格，与关格同也，是谓反胃，青金丹、朴附丸主之。

青金丹

药物组成　硫黄　水银　木香末

制作方法　上将硫黄水银二味同研，令不见水银星子为度，合木香再研，用生姜汁煮糊为丸，如梧桐子大。米饮下三粒，食后服。

校注

[1]　心下牢大如杯：气在心下积聚，犹如杯子大小，《诸病源候论》中也有相同描述。

朴附丸

药物组成　厚朴_{去皮，剉作小块子}　附子_{炮，去皮、脐，剉作小块子，各一两}　生姜_{八两，去皮取汁}

制作方法　上将二味以姜汁同煮，尽汁为度，焙干为末，酒煮和丸，如梧桐子大。米饮下三粒，食前服。

若心中温温常欲呕，闻食吐酸，由宿寒在胃，不能运水谷，中脘成痰，其关弦，脉小而短，白术丸、大半夏汤主之。

白术丸

史载之《指南方》无"橘皮"。

药物组成　白术_{三两}　半夏_{汤洗七遍，二两}　橘皮

洗　干姜各三两　丁香一两

制作方法　上为细末，姜汁煮糊为丸，如梧桐子大。姜汤下三十丸，食前服。

大半夏汤

药物组成　半夏一升　人参一两　白蜜

制作方法　上为末。每服三钱，水一盏，煎至半盏，加白蜜少许，食前服。

若心上汪洋嘈烦②，头目时痛，胸中不利，或呕胆汁，大便或利或秘，喜渴，此中脘伏痰，旋覆丸主之。

校注

② 汪洋嘈烦：心脘懊憹，痰饮非常严重。嘈，原意为杂乱、喧闹，这里是心嘈的意思，为中医病证名。

旋覆花丸

见前热证门

若心下虚满，不入饮食，时时欲呕，呕无所出，惙惙短气，由他病瘥③后，复为寒邪伤气，气寒则不能食，胃无谷气以养，其脉微弱，大藿香散主之。

大藿香散

| 药物组成 | 藿香叶　人参　茯苓　桔梗　桂心　木香　白术各半两　半夏汤洗七遍，为末，半两，姜汁和成饼子，阴干　枇杷叶十片，刷去毛 |

| 制作方法 | 上为末。每服三大钱，水一盏，炒姜丝一分，与药同煎至七分，去滓，食前温服。刘孟容《琐碎录》名藿香汤。 |

校注

③ 瘥：痊愈。

若心下烦，不喜热物，得热即呕，喜渴，由胃受邪热，胃热则气浊，阴阳浑乱，其脉虚数，或细而疾，竹茹汤主之。

竹茹汤

药物组成 竹茹　橘皮　甘草　半夏　麦冬　赤茯苓　枇杷叶　人参

制作方法 上加姜枣煎，胃寒去竹茹、麦冬，加丁香，实火去人参。

若心下闷乱，呕吐不止，卧起不安，手足躁扰，水浆不下，由冷热不和，邪正相干，清浊不分，阴阳错乱。喜冷者，因热；恶冷者，因寒，名曰霍乱。其脉弦大者，寒也，大理中汤、半硫丸主之；其脉数疾者，热也，小藿香散、青金散主之。

大理中汤

药物组成　方缺

半硫丸

药物组成　半夏汤洗七遍，焙，为末　硫黄研，等分

制作方法　上研细，生姜汁煮糊为丸，如梧桐子大。米饮下三十粒。

小藿香散

药物组成　丁香　枇杷叶去毛　干葛　赤茯苓　藿香叶　甘草各等分

制作方法　上为末。每服三钱，水一盏，生姜三片，同煎至一盏，去滓温服。

青金散

药物组成 方缺

若卒然呕吐，胸中痞闷，气不下行，由饮食过伤，胸气滞而不转，胃中为浊，逆行则吐，其脉沉疾，金汁丸主之。

金汁丸

药物组成 方缺

若痛而呕者，此寒气客于肠胃，肠胃得寒则聚沫，聚沫则痛④，痛则气逆，逆则津液反出而呕，其脉紧细而滑，粳米汤主之。

校注

④ 聚沫则痛：因津液聚积成沫而阻碍体内气的流通，致使产生疼痛。

粳米汤

药物组成 附子炮,去皮、脐,切片子,半两　半夏汤浸七遍,切片子,二两半　甘草炙,剉碎,一两　陈粳米二两半

制作方法 上拌和,分作十二服。每服用水三盏,姜十片,同煎至一盏,去滓温服。

若因呕而哕者,吴茱萸丸主之。

吴茱萸丸

药物组成 吴茱萸炒,一两　橘皮洗,二两　附子炮,去皮、脐,半两

制作方法 上为细末,白面糊为丸,如梧桐子大。饮下二十粒,食前服。

小便 附大便

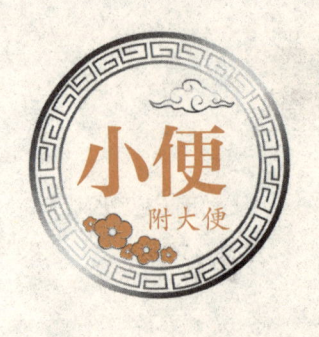

论曰：小肠为受盛之府，传导水液，若始觉小便微涩赤黄，渐渐不通，小腹膨脬，由心经蕴热，传于小肠，小肠热，则渗于脬[①]中，脬辟而系转，诊心脉大而牢，蒻叶散或石苇汤主之。

蒻叶散

药物组成 裹茶蒻叶 烧灰，一两　滑石 研，半两

制作方法 上为细末，沸汤浸服。或小便暴不通，点好茶一杯，生油三两，点饮之。

校注

① 脬：即膀胱，也叫"尿脬"。

石苇汤

药物组成　石苇_{去毛,剉}　车前子_{剉,车前叶亦可,等分}

制作方法　上浓煮汁饮之。若腹胀,泾溲②不得,好卧屈膝,阴缩肿,此厥阴之厥,加赤茯苓、黄芩,分两如前。

若卒暴小便不通,脐腹膨急,气上冲心,闷绝欲死,由忍尿劳役,或从惊恐,气无所伸,乘并③膀胱,气冲脬系不正。诊其脉,右手急大,葱白汤主之。

葱白汤

药物组成　橘皮_{洗,三两,切}　葵子_{一两}　葱白_{三茎,切}

制作方法　上以水五升,煮取二升,分三服。

校注

② 泾溲:通常指大小便,有时也指女子月经。
③ 乘并:侵聚。乘,侵入。并,聚集。

固脬丸

药物组成　茴香炒,一两　桑螵蛸④炒,半两　附子炮,去皮、脐,半两　菟丝子拣净,酒浸一宿,乘润捣烂,焙干,二两　戎盐炒,一分

制作方法　上为细末,煮糊为丸,如梧桐子大。饮下三十粒,空心服。

若小便纯血,血下则凝,亦无痛处,惙惙短气,由阳气不固,阴无所守,五液注下⑤,其脉散涩欲绝而身冷者死,苁蓉丸主之。

苁蓉丸

史载之《指南方》:治虚劳溺血,加桑螵蛸半两,炙焦,酒糊为丸,盐汤下。

校注

④ 桑螵蛸:即产在桑树上的螳螂卵块,也叫"蜱蛸"。
⑤ 五液注下:五液,指泪、汗、涕、唾、涎;注下,即泄注,指腹泻。

药物组成 菟丝子 拣净，酒浸一宿，乘润捣烂，再焙　肉苁蓉 洗，切，焙　干地黄　鹿茸 去毛，截片，酥炙，等分

制作方法 上为细末，煮糊为丸，如梧桐子大。饮下三十粒，空心服。

若大肠为传导之官，变化出焉。如大便不通者，津液燥也。慎无以烈药，宜紫苏丸主之。

紫苏丸

药物组成 紫苏子 去皮，研　橘皮 洗，各二两　知母 一两

制作方法 上为末，用生姜汁调成稀膏，于重汤上煮⑥，不住手搅，候可，丸如梧桐子大。蜜汤下三十粒。

校注

⑥ 重汤上煮：隔水炖煮。

妇人科

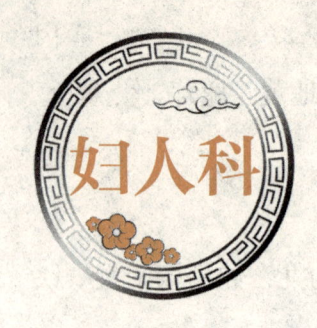

四物加桂汤

治忽然寒热。

药物组成 川芎　当归洗,焙　芍药　地黄焙　桂心等分

制作方法 上为散。每服五钱,水二盏,煎至一盏,去滓温服。史载之《指南方》内无①川芎。

校注

① 无:原文为"有",根据博古斋本改为"无"。

葶苈丸

治先因小便不利，后身面浮肿，致经血不行，此水乘于血，名曰水分。

药物组成　甜葶苈_炒　续随子_{去皮，研，各半两}　干笋_{一两}

制作方法　上为细末，熟枣肉和丸，如梧桐子大。煎扁竹汤下七粒。如大便利者，减葶苈、续随子各一分，加白术半两，食后服。

牡丹丸

治经候时行时止，或淋漓不断，腹中时痛，其脉沉涩，由寒热邪气客于胞中，留而为血滞，当有所去乃愈。

药物组成　大黄_蒸　附子_{炮，去皮、脐}　茯苓　牡蒙　牡丹皮　桔梗　甜葶苈_{炒，各二两}　芎䓖　厚朴_{去皮，姜汁涂，炙}　人参　当归_{洗，焙}　椒_{去目，炒出汗，各半两}　虻虫_{去头、足、翅，五十个}　吴茱萸

炒　柴胡去苗　干姜　桂去心，各半两　细辛去苗，一两半

制作方法　上为细末，炼蜜和丸，如梧桐子大。酒下十粒，未知，加至二十粒，食后服。

小蓟汤

治经候过多，遂至崩漏[2]，色鲜明如水下，得温则烦，至于昏闷，其脉数疾微小为顺，大者逆，由阴虚阳搏，为热所乘，伤于冲任[3]，血得热则流散，冲任不能收也。

药物组成　小蓟茎叶洗、切、研，取汁一盏　生地黄汁一盏　白术细剉，半两

制作方法　上以水一盏同煎。取一半，去滓，分二服。

校注

[2] 崩漏：指月经的周期、经量、经期严重失常。出血量过大叫做"崩"；淋漓不绝叫做"漏"。
[3] 冲任：生殖系统的代称。

人参白术散

治妇人经候不来，身如病而无病，脉滑大而六位[4]俱匀，谓之阴搏阳，有子也。精神如故，恶闻食臭，但嗜一物，或大吐，时吐清水，此名恶阻[5]，毋作他病治之。

药物组成 白术_{一两} 人参_{半两} 丁香 甘草_{炙，各一分}

制作方法 上为末。每服三钱，水一盏，生姜三片，同煎至七分，去滓，食前温服。

秦艽散

治胎动不安。

药物组成 秦艽 阿胶_炒 艾叶_{等分}

制作方法 上为散。每服五钱，水二盏，糯米百粒，同煎至一盏，去滓温服。

校注

[4] 六位：指双手各自对应的寸、关、尺三部，总称六位。
[5] 恶阻：即孕吐。

白术散

治妊娠面目肿如水状。

药物组成 橘皮_洗　大腹皮　茯苓　生姜_{各半两}　白术_{一两}

制作方法 上为末。饮调方寸匕，食前服。

兔血散

治难产最要，临产服之。

药物组成 腊兔血

制作方法 上用蒸饼，切片子，蘸血阴干为末。煎乳香汤[6]，调服二钱。

校注

[6] 乳香汤：中医方名，用于治疗产妇腰腹剧烈疼痛。

半夏散

治胎死腹中，其母面赤舌青者是。

药物组成 半夏汤洗七遍，薄切片，姜汁浸三日，炒干

制作方法 上为末。温酒调下一钱。不能酒，用汤。亦治横生逆产。

桃仁汤

治恶路⑦顿绝或渐少，腰重痛，下注两股，刺痛如锥刀刺，此留血于经络，不即通之，大有痛处必作痈肿。

药物组成 苏木　地黄　桃仁去皮、尖，炒，各半两
虻虫去头、足、翅，炒　水蛭炒，各三十枚

校注

⑦ 恶路：即恶露，妇女分娩后从子宫排出的混合物。其中可能包含血液、坏死的蜕膜和部分胎膜组织等。

制作方法　　上为散。每服五钱，水二盏，煎至一盏，去滓温服，恶路行即住服。

五香汤

治同前。

药物组成　　木香　丁香　沉香　乳香　麝香　升麻　独活　连翘　桑寄生　木通各二两　大黄一两

制作方法　　上为散。每服五钱，水二盏，煎至一盏，去滓，食前温服。

没药丸

治恶路方行，忽然断绝，骤作寒热，脐腹大痛，百脉中如以针刺，此大有畜血留于经络。

| 药物组成 | 当归 焙，一两　桂心　芍药 各半两　没药 一分　桃仁 去皮、尖，炒，研，一分　虻虫 去头、足、翅，炒　水蛭 炒，各三十枚 |

| 制作方法 | 上为细末，醋糊为丸，如梧桐子大。醋汤下三丸。 |

皂角散

治乳妇吹奶，由哺儿时，鼻气冲乳孔中，忽然肿硬痛急，用手揉，服皂角散、栝蒌散及敷药。不即治之，结痈脓，能杀人。

| 药物组成 | 皂角 烧，细研　蛤粉 研，等分 |

| 制作方法 | 上研细，热酒调一匙或半钱，急以手揉之，取软为度。 |

瓜子汤

治肠头如以针刺，连谷道[8]。又因痔痛，小便如淋状，时寒时热，此由产时用力气并[9]肠间。亦由阴虚，邪热乘客[10]留聚肠间，热结恐成肠痈[11]。袁当时《大方》云：崔左丞屡用有效。

药物组成 薏苡仁炒，四两　桃仁去皮、尖　牡丹皮各三两　瓜子一两

制作方法 上为末。每服五钱，水二盏，煎至一盏，去滓温服。

校注

[8] 谷道：即肛门。
[9] 并：聚集。
[10] 乘客：指从外部侵入人体。
[11] 肠痈：中医病证，指肠部发生痈疽，多见急性阑尾炎或穿孔，属急腹症。